高等职业教育本科食品类专业规划教材

营养与健康教育

（供食品营养与健康及相关专业用）

主　编　郭　燕

编　者　（以姓氏笔画为序）

马骏爽（长葛市市场监督管理局）

张小涛（浙江药科职业大学）

陈晓燕（浙江药科职业大学）

郭　燕（浙江药科职业大学）

黎海涛（浙江药科职业大学）

中国健康传媒集团

中国医药科技出版社

内 容 提 要

　　本教材系"高等职业教育本科食品类专业规划教材"之一，是根据营养与健康教育教学大纲的基本要求和课程特点编写而成，内容上涵盖营养与健康教育概述、健康传播理论、行为改变理论以及营养健康教育活动等内容。具有理论知识与实际应用相结合的特点。本教材为书网融合教材，配有知识点思维导图、题库系统等资源。

　　本教材主要供全国高等职业教育本科院校食品营养与健康及相关专业教学使用，也可作为相关从业人员的参考用书。

图书在版编目（CIP）数据

营养与健康教育／郭燕主编. -- 北京：中国医药科技出版社，2025. 1. --（高等职业教育本科食品类专业规划教材）. -- ISBN 978-7-5214-5109-2

Ⅰ. R151.4

中国国家版本馆 CIP 数据核字第 2025N2V121 号

美术编辑　陈君杞
版式设计　友全图文

出版　**中国健康传媒集团** | 中国医药科技出版社
地址　北京市海淀区文慧园北路甲 22 号
邮编　100082
电话　发行：010 - 62227427　邮购：010 - 62236938
网址　www. cmstp. com
规格　889mm×1194mm $^1/_{16}$
印张　10
字数　285 千字
版次　2025 年 1 月第 1 版
印次　2025 年 1 月第 1 次印刷
印刷　北京侨友印刷有限公司
经销　全国各地新华书店
书号　ISBN 978 - 7 - 5214 - 5109 - 2
定价　**39. 00 元**

获取新书信息、投稿、为图书纠错，请扫码联系我们。

数字化教材编委会

主　编　郭　燕
编　者　（以姓氏笔画为序）
　　　　马骏爽（长葛市市场监督管理局）
　　　　张小涛（浙江药科职业大学）
　　　　陈晓燕（浙江药科职业大学）
　　　　郭　燕（浙江药科职业大学）
　　　　黎海涛（浙江药科职业大学）

前言 PREFACE

"健康中国，营养先行"，国民营养事关国民素质提高和经济社会发展。随着我国人民生活水平不断提高，营养供给能力显著增强，国民营养健康状况明显改善，但仍面临居民营养不足与过剩并存、营养相关疾病多发、营养健康生活方式尚未普及等问题，严重影响国民健康。加强营养健康教育活动，是贯彻落实《"健康中国2030"规划纲要》的重要内容，旨在建设健康中国、全面提升中华民族健康素质。本教材以提升公众及专业人士的营养健康素养为目标，遵循营养与健康教育的科学规律，满足现代健康教育体系与专业人才培养课程体系的要求。通过对本教材的学习，健康教育工作者可以更好地适应营养健康教育工作的需求，科学、合理、有效地开展营养与健康教育工作，提升个人及社区的健康水平，进一步推动健康中国建设的快速发展。

本教材主要特点如下：教材内容安排从教学实际出发，合理安排知识结构，注重理论与实践相结合。基础理论模块主要介绍营养健康教育基础理论和基本方法，知识应用模块以任务驱动、项目教学安排实践内容，突出专业性、实用性和可操作性，具有鲜明的职业本科专业特色和实践性。

本教材编写原则如下：第一，整体性原则。本教材在内容、目标和要求等方面构成一个有机整体，旨在为学习者提供一个全面的学习体系。第二，理实结合原则。本教材不仅注重营养健康教育概念的理解和理论知识的传授，而且强调实际操作技能的培养。第三，先进性原则。本教材的编写紧跟营养科学和健康教育的最新发展，特别强调预防保健和慢性病管理的重要性。内容涵盖了最新的营养研究成果和健康教育策略，以适应当代社会对营养健康教育的需求。

本教材具体编写分工如下：马骏爽编写项目一；郭燕编写项目二、项目三、项目四；黎海涛、郭燕编写项目五、项目七；陈晓燕、张小涛、郭燕编写项目六。

本教材为书网融合教材，配有知识点思维导图、题库系统等资源。本教材主要供全国高等职业教育本科院校食品营养与健康及相关专业教学使用，也可作为健康管理相关专业人员参考用书。

本教材涉及内容广泛，加之作者能力所限，书中难免存在不足，恳请广大师生和其他读者批评指正，以便修订时完善。

编　者
2024 年 10 月

项目一　绪　论

任务一　营养与健康教育概述

➡ **案例讨论**

案例　小张，30 岁，是一名资深程序员，工作时间长且经常需要应对高强度的工作压力。他习惯了整天坐在电脑前，工作时很少活动身体，饮食上也倾向于选择方便快捷的外卖和速食。由于工作繁忙，他经常熬夜加班，睡眠时间不足，且质量欠佳。最近，他开始出现头痛、颈部酸痛、眼睛干涩等症状，感到精力不济，情绪低落。

讨论　1. 小张目前的生活方式对他的健康会有什么影响？

　　　　2. 通过营养健康教育和生活方式调整，能否改善小张的工作效率和生活质量？进行营养健康教育的意义是什么？

一、营养与健康及相关概念

1. 营养　从字义上讲，"营"的含义是谋求，"养"的含义是养生，营养就是谋求养生。养生是我国传统医学中使用的术语，即指保养、调养、颐养生命。在现代科学的角度上，营养是指人体摄入、消化、吸收和利用食物中营养成分，维持生长发育、组织更新和良好健康状态的过程。

人从出生开始就需要不断地从外界获取用于维持生命活动的营养物质。在一种食物中含有的营养素是比较单一的，而人体是一个高级且微妙的生命体，单一的营养素无法满足人体生命活动的需求。因此，在日常的饮食中尽可能安排多元化的食物种类以调配机体对不同营养素的需求。合理营养通常认为是全面且平衡的营养，人体获取种类齐全、占比适当的营养素，以确保人体含有的各种养分能维持机体完成各项生命活动。

2. 健康　随着社会的不断进步，对健康的认识不断地在变化，1948 年，世界卫生组织（WHO）提出"三维"健康观，即"人的身体没有疾病不能说明就是健康，只有人的生理、心理以及社会适应性都处于良好的状态下才能称之为健康"。1989 年，WHO 提出"四维"健康观，即"健康不仅包括人的身体和心理健康，还应包括人具有良好的社会适应和道德健康，只有当所有这些方面都处于良好状态时，才能称为健康"。到了 21 世纪，WHO 对健康作出了具体规定，提出了十项健康标准，更加清晰地描述健康。

🔗 知识链接

健康标准

2000 年，WHO 提出了健康的 10 条标准：①有足够充沛的精力，能从容不迫地应对日常生活和工作的压力而不感到过分紧张；②处事乐观，态度积极，乐于承担任务，事无巨细，不挑剔；③善于休息，睡眠良好；④应变能力强，能适应环境的各种变化；⑤能够抵抗一般感冒和传染病；⑥体重适当，体态均匀，站立时头、臂、臀位置协调；⑦眼睛明亮，反应灵敏，眼睑不发炎；⑧牙齿清洁，无空洞，无痛感，齿龈色泽正常，无出血现象；⑨头发有光泽，无头屑；⑩肌肉、皮肤富有弹性，走路感觉轻松。

以下分别从不同维度描述健康概念。

（1）躯体健康　是指身体功能正常，无病无痛，可以进行日常活动无障碍。它包括适当的体重管理，良好的营养状态，足够的体力，以及身体器官系统的正常运作。躯体健康的人可以完成日常工作和勤劳劳动，具有较高的活动能力和适应环境变化的能力。

（2）心理健康　是指个体情感稳定、思维清晰、认知能力正常且对生活持乐观态度。这包括应对压力和挑战的能力，情感调节能力，以及建立和维持满意的人际关系。一个心理健康的人可以实现自我潜能，处理生活中的正常压力，并对生活有积极的参与感和贡献感。

（3）社会健康　涉及个体在社会中的适应能力和角色功能，包括维持和谐的人际关系和社交技能。社会健康的个体能够有效地参与社会活动，与他人建立互惠互利的关系，并在社区中扮演积极的角色。

（4）道德健康　是指个体在道德和伦理标准上的正直与责任心。这涉及良好的价值观、诚实、尊重、公正、同情和自我意识。一个道德健康的人会在日常生活决策中考虑其对他人和环境的影响，追求诚信行为，并对自己的言行负责。

3. 亚健康　介于健康与疾病之间的状态，在医学上称之为"慢性疲劳综合征"。表现如下：①头痛、头晕、脱发、疲乏无力、腰膝酸痛、易感冒、耐力下降等躯体性亚健康状态；②焦虑烦躁、易激动、失眠、嗜睡、多梦、抑郁、短期记忆力明显下降、注意力不集中、精神欠佳等心理性亚健康状态；③人际交往频率减低、人际关系紧张、社会适应力减退等人际交往亚健康状态。

4. 营养与健康的关系　营养与健康之间有着密不可分的关系，营养是健康的基石，也是健康的保障，良好的健康状态离不开营养的支持。机体只有在获取充足养分的情况下，才能够维持正常的生存，合理的饮食是维持机体健康的基础，是儿童生长发育和心理发育的保障，是增强特殊情况下人群抵抗力、适应性的必要条件。如果营养素摄入不足或者摄入过多都会导致健康问题，一种食物中含有的营养素不足以满足机体的全部需求，因此在饮食结构上要做到合理搭配、均衡营养。

二、影响健康的因素

1. 生物学因素　包括遗传、性别、年龄等个体生物学差异。基因对个体健康有显著影响，携带特定基因变异的个体可能有更高的某些疾病风险，如心脏病、糖尿病、遗传性癌症等；生物学性别能影响特定类型健康问题的易感性，例如，一些自身免疫疾病在女性中更常见，而其他一些如色盲则在男性中更普遍；年龄也是一个重要的生物学因素，不同的生命周期阶段对应着不同的健康挑战和风险，婴幼儿、老年人和青少年的健康问题和需求与成年人相比有所不同。

2. 环境因素 包括自然环境因素、社会环境因素、心理环境因素。阳光、空气、水、土壤等自然环境是人类赖以生存的基础，良好的居住环境有利于维护和促进人类的健康；社会制度、经济、文化、教育、人际关系等社会环境与健康息息相关，决定着人类的资源保障、劳动方式、物质文明和精神文明；社会竞争激烈、生活压力大、工作紧张等心理因素直接或间接地影响健康。

3. 行为与生活方式因素 个体的不良行为和生活习惯都会直接或间接地影响健康。有些不良行为与特定的疾病相关，如酗酒与脂肪肝有关、吸烟与肺癌有关；不良的生活方式如饮食过度、高脂、高油、高糖等饮食会引起肥胖、糖尿病、心血管疾病。

三、健康教育及相关概念

1. 健康教育 是指通过有计划、有组织、有系统的社会和教育活动，促使人们自愿地改变不良的健康行为和影响健康行为的相关因素，消除或减轻影响健康的危险因素，预防疾病，促进健康和提高生活质量。

健康教育是一个新领域，结合了行为学、传播学、医学、教育学等学科，范围十分宽泛。健康教育不仅针对患病人群，使其配合治疗或者获得康复知识，健康教育的对象还包括健康人群、高危人群以及患病者家属。

开展健康教育的目的旨在通过健康知识和技能的宣传普及，提高公众的健康意识，引导公众树立科学的健康观，提高公众的健康知识水平和自我保健技能，提升公众应对健康问题的能力，力争使公众不得病、少得病、晚得病，最终的目标是提升全民健康水平。

健康教育的主要任务可归纳为以下几个方面：①提高人们保护和促进健康的自我效能感；②改善人们的行为，包括激发人们的健康意识、态度和动机；③开展健康传播，提高健康素养；④实施行为干预，消除行为危险因素；⑤组织指导和适宜技术推广；⑥开展健康相关行为的科学研究。需要指出的是，健康教育的核心任务是提高人们的健康决策能力和实施有益于健康行为的能力，尽管知识、态度、知觉和动机都是行为发生、维持和改变的必要条件，但并非充分条件。所以，健康教育的核心任务是帮助人们改变行为，而并非传播知识。

2. 健康促进 是指个人、家庭、社区和国家一起采取行动，鼓励公众采纳健康行为，增强公众改进和应对自身健康问题的能力。

健康促进既强调个人对健康的责任，又强调政府、社会对健康的责任；既强调个人能力的发展，又强调支持性环境的创建。倡导、赋权、协调是健康促进的三大基本策略，通过社会倡导，达成共识，凝聚各方力量；通过赋权，增强个人和社区处理健康问题的能力；通过协调，推进健康促进目标的实现。

3. 健康教育与健康促进的关系 健康教育与健康促进相互关联，密不可分。一方面，健康教育必须以健康促进战略思想为指导，需要在健康促进的支持下来更有效地改善人们的健康相关行为；另一方面，健康促进需要通过健康教育来具体推动和落实其战略思想。二者的关系具体如下。

（1）健康教育需要健康促进的指导和支持 健康教育必须以健康促进战略思想为指导，健康教育欲改善人们的行为则需要健康促进的支持。由于人类行为极其复杂，受到多方面因素的影响，行为的改善需要一定的环境条件。因此，健康促进要求全社会承担健康职责、参与健康工作的思想和5个优先活动领域、3 项基本策略为健康教育提供了指导与保障。

（2）健康促进需要健康教育来推动和落实　健康促进的框架中包含了健康教育，健康教育是健康促进战略中最活跃、最具有推动作用的具体策略和方法。健康促进不能凭空实现，必须依靠健康教育的具体活动来推动，离开了健康教育，谈论健康促进只能是一纸空文。

4. 健康素养　是指个人获取、理解和处理基本健康信息或服务，并作出正确的健康相关决策，以维护和促进自身健康的能力。

健康素养是一种可由后天培养训练和实践而获得的技巧或能力，它包含健康认知元素、认知结构、认知过程等健康认知能力，获得和适应社会支持等维护健康的能力。健康素养是衡量个体或群体是否有能力保持健康的指标，同时也是健康教育干预效果的评价指标。

四、营养教育及相关概念

1. 营养教育　是一种改善人群营养状况的有效方法。WHO 对营养教育的定义为："营养教育是通过改变人们的饮食行为而达到改善营养目的的一种有计划活动。"营养教育旨在提高各类人群对营养与健康的认识，消除或减少影响健康的膳食营养因素，改善营养状况，预防营养性疾病的发生，提高人们的健康水平和生活质量。按照现代健康教育的观点，营养教育并非仅仅传播营养知识，还应提供促使个体、群体和社会改变膳食行为所必需的操作技能和服务能力。

营养教育成本低、覆盖面广、方法途径多，是一项提高广大群众的营养知识水平、合理调节膳食结构、预防营养缺乏病和慢性疾病行之有效的措施。营养教育已被各国政府、卫生部门和营养学界视为改善人民营养状况的主要手段，是提高居民营养健康素养的有效方式。

2. 营养教育与健康教育的关系　营养教育是健康教育的重要组成部分，是提升全民营养健康水平的首选策略，是公认的解决公众营养与健康问题最经济、最有效的措施。营养教育以教育为手段，通过营养信息交流，帮助个体或群体获得平衡膳食和合理营养的知识、意识与技能，提高各类人群对营养与健康的认识，消除或减少不利于健康的膳食因素，建立或形成健康饮食行为，提高健康素养，改善健康状况，预防营养性疾病的发生，进而提高人们的健康水平。

营养与健康教育包含于宏观上的健康教育，营养健康也是其他健康的基础，其核心是"向人们科普营养健康相关科学常识，引导优化日常膳食结构，通过教学手段启发人们了解饮食与健康，促使人们逐步推进形成科学的饮食习惯，并能够在日常遇到与健康有关问题的情况下作出准确可靠的选择"。

3. 营养素养　指一个人获得、理解和处理基本营养信息和服务的能力，并拥有足够的知识和技能来作出适当的饮食决定。营养素养是一种特定的健康素养，是饮食行为的重要决定因素，良好的营养素养可以使个体遵循饮食指南从而作出健康的饮食选择，缺乏营养素养可能降低健康饮食的能力，并导致饮食质量降低。

2016 年，中共中央、国务院发布了《"健康中国 2030"规划纲要》，明确指出："应全面普及膳食营养知识，发布适合不同人群特点的膳食指南，引导居民形成科学的膳食习惯。"2017 年，国务院办公厅颁布了《国民营养计划（2017—2030 年）》，明确指出：到 2020 年，"吃动平衡的健康生活方式进一步普及，居民营养健康素养得到明显提高"，到 2030 年，"居民营养健康素养进一步提高，营养健康状况显著改善"，并把"普及营养健康知识"作为改善国民营养健康状况的 7 项实施策略之一。

4. 营养与健康教育的主要任务　营养健康教育的核心就是向人们系统地科普与营养健康相关的科学知识，指导日常膳食，帮助人们理解营养饮食与健康两者之间的密切关系，促使人们意识到良好的营养饮食习惯对于健康的重要性，并树立起科学的营养观念，进而端正营养态度，逐渐形成健康的饮食行为习惯。实行营养健康教育，旨在从根本上增强人们的营养意识，防患营养性疾病于未然，保障人们的健康，从而提高人口素质。

（1）提高营养知识普及率及公众营养素养 通过营养知识的传播，让公众获得丰富的营养知识，具备科学选择食物、合理搭配膳食的能力，认知有利于和有害于健康的生活方式及饮食行为，获得相关行为改变的基本技能，自觉地接纳健康的生活方式和饮食行为。

（2）预防营养相关疾病 营养防治是疾病预防的重要手段，正确和均衡的饮食习惯有助于提供身体所需的营养，维持机体正常功能，防止营养缺乏或过剩，从而降低患疾病的风险。还可以根据疾病的诊断、病情等情况，合理制订和调整临床营养治疗方案，通过改善代谢、增强机体抵抗力，改善疾病发展、减少并发症发生、减轻患者痛苦。

（3）推进健康中国建设 健康是促进人得到全面发展的必然要求，是经济社会发展的基础条件，是民族昌盛和国家富强的重要标志，也是广大人民群众的共同追求。通过营养与健康教育，增强社会责任感、使命感，推进健康中国建设，全面建设小康社会，基本实现社会主义现代化。

任务二 营养与健康教育工作

⇒ **案例讨论** -

案例 一项护士营养知识水平的调查分析结果显示：目前护士营养知识水平不足，如营养基础题"目前我国人民膳食蛋白质主要来源"答对率为 10.8%；"低盐饮食患者每日食盐摄入量"答对率 49.5%。

讨论 1. 你认为护士需要掌握营养知识吗？
　　　2. 你认为营养教育的重点人群应该包括哪些人群？

- -

一、营养与健康教育的工作对象

营养与健康教育的目标人群最终要落实到个人，按照层级进行分类，营养与健康教育的工作对象可以分为以下五类。

1. 个体 通常为最需要营养照顾的群体，营养状况的好坏，直接关系到他们的生长发育、健康状况、疾病的恢复以及寿命，进行系统的营养知识传播，对于改善营养状况有直接的指导作用。包括孕产妇、婴幼儿、老年人群、疾病人群等对营养有特殊需求的个体。

2. 机构 需要设计针对性的营养与健康教育项目，以满足机构内群体的整体营养需求，促进健康的工作和生活环境，包括学校、企事业单位、养老机构等。

3. 社区 通过营养与健康教育发动和引导群体树立健康意识，包括街道、居委会、餐馆等社会职能机构。

4. 政府 倡导各级政府将营养健康相关内容融入政策中。

5. 媒体 动员媒体广泛传播合理营养的知识、意识与技能。

二、营养与健康教育常用的开展方式

1. 面对面教育 讲座、培训班是开展面对面全体营养健康教育活动最常用的方式，广泛应用于学校、社区、企事业单位等场所。通过讲座和培训班，专家和教育者可以面对面系统、连贯地向目标人群传授营养健康理念、知识和技能，属于一对多的传播方式，具有内容系统、参与人数多、反馈及时、个性化等特点。

2. 传媒宣传　利用大众传媒，如电视、广播、报纸、杂志、互联网和社交媒体，传播营养与健康的信息。政府机构、非营利机构、健康组织和健康专家可以制作宣传片、广告、文章和社交媒体帖子等，以便向公众传达正确的营养与健康知识。以全民营养周、全国食品安全宣传周、"5·20"全国学生营养日等为契机，大力开展科普宣教活动，定期开展科普宣传的效果评价，及时指导调整宣传内容和方式，增强宣传工作的针对性和有效性。回应社会关注，合理引导舆论，为公众解疑释惑。

知识链接

"5·20"中国学生营养日

1989 年成立的中国学生营养促进会在营养学家于若木的主持下，结合世界卫生组织 2000 年人人享有卫生保健的战略目标，制订了 1991—2000 年十年学生营养工作计划。这一计划命名为"护苗系统工程"，其中确定每年 5 月 20 日为中国学生营养日。其目的在于广泛、深入宣传学生时期营养的重要性，大力普及营养知识。

3. 学校课程　将营养与健康教育纳入学校的课程中，通过课堂教学、作业和实践活动，向学生传授正确的饮食和健康知识。此外，学校还可以组织健康促进行动、食物展示、烹饪课程等活动，培养学生健康的饮食习惯和生活方式。

4. 个体咨询和辅导　提供个体化的营养咨询和辅导服务，根据个体的需求和目标制订个性化的饮食和健康计划。注册营养师、健康教练或医疗人员可与个人面对面或通过远程通信途径进行咨询和辅导，实现精准化营养指导。

三、营养与健康教育工作职业素养及职业能力

（一）职业素养

职业工作者在从业活动中表现出来的综合品质，主要包括职业道德、职业行为和职业技能等方面，其中职业道德是职业素养最基本的部分。

1. 遵纪守法，诚实守信，团结协作　营养与健康教育工作者在工作中要严格遵守国家相关法律、法规，用社会主义职业道德基本规范自觉约束自己的行为。在职业工作中，应实事求是、尊重科学、信守承诺，履行自己的权利和义务。要树立正确的世界观、人生观和价值观，主动协调好各方面的关系。不得诋毁同事、同行，不得损害协作单位的利益。

2. 爱岗敬业，忠于职守，钻研业务　爱岗敬业是从业者的主人翁责任感和为人民服务的意识，在职业道德观念中的自然体现。作为一名营养与健康教育工作者，应该牢固树立提高全社会科学营养和健康水平的观念。在工作中应及时发现问题和解决困难，一丝不苟做好本职工作。严格遵照工作规范和技术规程，精益求精，善始善终，坚决杜绝粗枝大叶和敷衍塞责。加强专业学习，钻研业务，不断充实与完善自身专业知识和专业技能。

3. 服务群众，一视同仁，平等待人　营养与健康教育工作者要以为人民服务为核心。把不断满足人民群众需要作为本职工作的奋斗目标，时时处处为服务对象着想，一切以服务对象的正当利益为重。

要对服务对象一视同仁，平等相待，尊重服务对象的合法权利，特别是对老、少、边、穷地区的基层群众和社会弱势群体给予更多的关心和重视。

4. 科学求实，精益求精，开拓创新　营养与健康教育工作者应当以科学的平衡膳食理论为引领，开拓创新，挖掘和汲取我国历史悠久的中医饮食养生文化遗产之精华，加强学习，充实和完善自身的专业素养和知识结构。结合社区工作实际、勤于思考、精益求精，以高质量的服务满足社会需求。

（二）职业能力

营养与健康教育工作需要将营养与膳食科学知识应用于膳食管理、营养支持和治疗、营养咨询和指导等方面，以满足个体或群体的营养需求，促进健康和预防疾病。工作人员需要掌握营养与膳食科学知识，同时还需要了解膳食相关的文化、社会、经济和环境等因素，以便提供综合的、个性化的营养指导和支持，并帮助人们养成健康的饮食行为。

营养与健康教育是一门在融合食品营养学、医学、行为学、心理学、教育学、传播学、管理学等多学科理论的基础上，形成自身独特理论体系的交叉学科。营养与健康教育的核心是促进人们树立营养与健康意识，培养营养知识和技能，以及改变不健康的行为和生活方式，从而提高个体和群体的整体健康水平。营养与健康教育的主要手段包括讲授、培训、咨询、指导等。了解营养与健康教育、基本健康行为、健康心理、沟通交流，以及方案的计划、实施与评价等相关理论和实践技能，是有效开展营养与健康教育的重要基础。

四、营养与健康教育主要工作领域和内容

（一）主要工作领域

1. 学校教育　学校是重要的营养教育场所，包括幼儿园、小学、中学和大学等。在学校，营养教育可以通过课程设置、食品政策、营养促进活动等方式来提供基本的营养知识和培养健康的饮食习惯。

2. 社区教育　社区是广泛普及营养知识的重要场所。通过社区健康教育活动、营养讲座、家庭营养辅导等方式，提供面对面的营养教育，促进社区居民的健康饮食行为。

3. 健康促进　营养教育也可以作为健康促进的一部分，与其他健康行为相结合，如体育锻炼、心理健康等。通过宣传健康生活方式，营养教育帮助人们认识到良好的营养对身体健康的重要性。

4. 医疗机构　医疗机构可以提供专业的营养教育服务，包括医生、营养师的一对一咨询、诊断和治疗。在医疗机构中，营养教育旨在帮助个体解决营养相关的健康问题，提供个性化的营养指导。

5. 媒体和科技渠道　营养教育也可以通过媒体和科技渠道进行广泛的传播，如电视、广播、网络、移动应用等。借助这些渠道，可以将营养知识传递给更多的人群，提高公众对营养的认知和重视程度。

（二）主要内容

（1）有计划地对从事餐饮业、农业、商业、轻工、医疗卫生、疾病控制等部门的有关人员进行营养知识培训。

（2）将营养知识纳入中小学的教育内容和教学计划，要安排一定课时的营养知识教育，使学生熟悉平衡膳食的原则，培养良好的饮食习惯，提高自我保健能力。

（3）将营养工作内容纳入到初级卫生保健服务体系，提高初级卫生保健人员和居民的营养知识水平，合理利用当地食物资源改善营养状况。

（4）利用各种宣传媒介，广泛开展群众性营养宣传活动，倡导合理的膳食模式和健康的生活方式，纠正不良饮食习惯等。

五、营养与健康教育的工作步骤

1. 确定教育目标和对象 首先明确教育的目标是什么，依据教育内容，例如提供基本的营养知识、推广健康饮食习惯、预防特定疾病等。然后确定受众是谁，包括年龄、社会经济背景、文化差异等因素。确保目标具体、可衡量和可实现。

2. 收集信息和评估需求 了解受众的知识水平、观念、饮食习惯和行为习惯。可以通过问卷调查、个体访谈、焦点小组讨论等方式收集信息，并根据收集的信息评估受众的需求。

（1）**问卷调查** 设计问卷，包括有关受众的营养知识水平、饮食习惯、健康问题和需求的相关问题。可以使用在线调查工具或者纸质问卷进行收集。确保问题具有清晰度，以便受众能够准确回答。

（2）**个体访谈** 与一些目标受众进行面对面的个体访谈，以了解他们的具体情况、需求和意见。这种方法可以提供更详细和个性化的信息，并允许深入探讨特定的话题或问题。

（3）**焦点小组讨论** 组织一些目标受众的小组，通过小组讨论的形式深入了解他们的看法、经验和需求。这种互动的交流方式有助于收集更详细和深入的信息，借助小组动态可以启发新的见解。

（4）**现有调查数据** 借助已有的健康调查数据、国家卫生统计数据或相关研究报告，了解受众的健康状态、饮食行为和营养知识水平。这些数据可以作为补充信息，并提供全面的视角。

（5）**观察和记录** 通过观察目标受众的饮食行为和生活习惯，记录他们的就餐方式、食物选择和饮食偏好。观察可以提供客观的信息，而非仅依赖于受众自我报告的数据。

（6）**网络调研** 利用互联网平台，通过在线调查、社交媒体等方式收集信息和评估需求。这种方法可以快速获得大量受众的反馈和意见。

（7）**反馈和评价** 与受众建立反馈渠道，例如提供在线留言、电子邮件回复或匿名投诉箱。接受受众的反馈和评价，了解他们对现有教育方案的看法和需求。

3. 设计教育计划 根据目标和需求评估结果，制订具体的教育计划。确定教育内容、形式和策略，例如讲座、教材编写、互动活动等。确保教育计划能够满足受众的需求，并具有可操作性和可衡量性。

（1）**研究教育内容** 收集和审查与营养与健康相关的最新信息和研究。确保教育内容准确、全面，并基于科学证据。可以参考权威机构的指南、学术研究、教科书和专业组织的建议。

（2）**确定教学方法** 根据目标受众的特点和需求，选择适合的教学方法。这包括讲座、互动讨论、案例研究、角色扮演、小组活动、实地考察等。灵活使用不同的教学方法，以促进学习的参与度和有效性。

（3）**制订教育计划** 将教育目标、内容和教学方法整合到一个详细的教育计划中。确定教育活动的时间、地点、流程和资源需求。编制一个教学大纲或计划书，以确保计划的结构性和连贯性。

（4）**制订教材和资源** 根据教育目标和内容，设计适合目标受众的教材和资源。包括幻灯片、手册、海报、视频、互动工具等。确保教材易于理解、有吸引力，并能够帮助受众获得知识和技能。

4. 实施教育活动 根据教育计划实施，选择适当的教育方式和工具。可以通过面对面的讲座、工作坊、咨询和互动活动等与受众进行直接互动交流，传递营养与健康知识，并提供实际的指导建议。

（1）**组织和准备** 安排教育活动所需的场地、设备和资源。确保教室或会议室具备适当的座位、投影设备、音响设备以及教材和其他教育资源。

（2）**通知和邀请** 提前通知目标受众关于教育活动的时间、地点和主题。使用多种方式，如电子邮件、社交媒体、传单、公告栏等，向目标受众发送邀请，并鼓励他们参与。

（3）清晰的表达 在教育活动中，用简明清晰的语言表达教育目标和内容。确保使用易于理解的词汇和实例，并提供相关的图表、幻灯片或其他辅助工具，帮助受众更好地理解和记忆。

（4）互动和参与 鼓励受众积极参与教育活动。采用互动的教学方法，如小组讨论、案例分析、角色扮演、问题解答等，以激发兴趣和参与度。促进与受众之间的互动和交流，以便更好地理解他们的需求和回答他们的问题。

（5）实践和示范 提供实际的示范和实践机会，帮助受众将学到的知识应用到实际生活中。例如，在教育活动中展示健康饮食的制作过程，或者提供食物样品，以帮助受众更好地理解和掌握相关技巧。

5. 评估和反馈 对教育活动进行评估，以确定教育效果和反馈。可以通过问卷调查、测验或观察来评估受众的知识改变、行为改变和满意度。根据评估结果进行反馈，进行必要的调整和改进。

（1）设计评估工具 设计评估工具，如问卷调查、观察记录、小组讨论等，以收集受众的反馈和评估数据。确保评估工具能够涵盖教育目标的核心要素，并能提供有意义的结果。

（2）收集数据 在教育活动结束后，收集受众的评估数据。这可以通过给受众分发问卷、组织小组讨论或记录观察发现等方式进行。确保数据收集方式适应目标受众的特点和需求。

（3）分析数据 对收集到的评估数据进行分析和解读。整理数据、计算统计指标和生成图表，以便量化和比较结果。识别强项、弱项和改进的机会。

（4）评估结果 根据数据分析的结果，评估教育活动的有效性和达成的目标。评估和比较受众的知识水平、行为改变、满意度和反馈等方面的变化。确定哪些方面取得了成功，哪些方面需要改进。

（5）提供反馈 根据评估结果，提供明确的反馈给受众和相关的工作人员。分享评估结果，包括强调成功的方面和指出改进建议。鼓励受众提供他们对教育活动的反馈和建议。

（6）改进和调整 利用评估和反馈结果，制订改进计划。根据受众的反馈和评估结果，调整教育内容、教学方法和资源，以提高教育活动的质量和效果。

（7）持续评估 建立持续的评估机制，以确保教育活动的持续改进和适应受众的需求。教育阶段定期进行评估，收集受众的反馈，并将其纳入后续的教育计划和活动中。

6. 持续跟进和支持 营养与健康教育应该是一个持续的过程，而不仅仅是单次的活动。提供持续的支持和跟进，例如通过在线资源、讲座、咨询等形式，帮助受众在日常生活中继续采取健康的饮食和生活方式。

🔗 **知识链接** --

营养指导员

《健康中国行动（2019—2030 年）》的合理膳食行动提出制订实施营养师制度，在幼儿园、学校、养老机构、医院等集体供餐单位配备营养师，在社区配备营养指导员，并提出每 1 万人配备 1 名营养指导员的目标。"营养指导员"是合理膳食行动提出的新名词，主要在社区里。营养指导员是经专业培训，掌握基本营养健康理论知识和技能，并通过一定程序认定后，面向公众提供营养教育和咨询、膳食和均衡营养指导与宣教等服务的专业人员。

任务三　营养与健康教育的意义及发展概况

⇒ **案例讨论** --

案例　2016 年 10 月，中共中央、国务院印发了《"健康中国 2030"规划纲要》，提出健康中国建设的目标和任务：加快推动从以治病为中心转变为以人民健康为中心，动员全社会落实预防为主方针。2019 年 6 月，国务院发布《健康中国行动（2019—2030 年）》；同年 7 月，国务院印发《国务院关于实施健康中国行动的意见》。

讨论　1. 政府如何推进"健康中国 2030"？
　　　　2. 你周边有哪些营养与健康教育活动？

一、营养与健康教育的目的与意义

健康是促进人的全面发展的必然要求，是经济社会发展的基础条件。实现国民健康长寿，是国家富强、民族振兴的重要标志，也是全国各族人民的共同愿望。

1. 目的　①提高公众的食物与营养卫生知识，了解食物的营养价值，利用目前有限的资源获得平衡膳食；②提高各类人群对营养与健康的认识，消除或减少不利于健康的膳食营养因素，改变传统的、无科学依据的食物禁忌和不良的饮食生活习惯；③推动科学的种植方法，以利扩大生产，提高产量；④促进在解决公共卫生问题方面的合作。大量研究和实践表明，营养教育对于提高社区居民的营养知识水平，合理调节膳食结构及预防营养缺乏病和慢性疾病是一项不可缺少的措施。

2. 意义　能够使人群消除或减轻影响健康的膳食营养方面的危险因素，改善营养状况，预防营养性疾病的发生。倡导"全民健康、科学膳食"的理念，促进人们健康水平和生活质量的提高，为个体、群体改变膳食行为提供必需的营养知识和操作技能。

"健康中国，营养先行"，营养是人类维持生命、生长发育和健康的重要物质基础，国民营养事关国民素质提高和经济社会发展。近年来，我国人民生活水平不断提高，营养供给能力显著增强，国民营养健康状况明显改善。但仍面临居民营养不足与过剩并存、营养相关疾病多发、营养健康生活方式尚未普及等问题，成为影响国民健康的重要因素。同时也暴露出国民食品营养知识相对匮乏、健康素养亟待提高以及居民食品营养教育体系亟须完善等现实问题。国内外的研究经验已经证实，营养与健康教育是改善人群营养状况并指导人们科学合理地选择平衡膳食及建立健康生活方式的重要手段，同时也是最经济有效的干预措施之一。

国民营养与健康状况反映了一个国家或地区的经济与社会发展水平、卫生保健水平以及人口素质。良好的营养和健康状况可以促进经济的可持续发展，也是社会经济发展的重要目标之一。营养素养是健康素养的重要组成部分，它连接了个体、食物和环境，相互作用并共同影响饮食行为和膳食营养摄入，最终影响个体的健康和发展。具备营养素养应该知道食物来源，食物与营养的关系，培养良好的饮食习惯，并作出明智的食物选择以促进健康。营养与健康教育的重要目的之一是提高公众对营养和健康的认知和理解，培养科学思维和判断能力，促使个体采取积极的健康行为，提高居民科学选择食物、合理搭配膳食的能力，改善营养与健康状况，提高个体的生活质量和全面发展。

营养治疗是疾病防治过程中的重要手段，在改善疾病患者的健康状况和生活质量方面起着关键作用。营养与健康教育在推广营养健康知识、倡导健康饮食理念以及改善居民的营养健康观念方面具有重要意义。通过教育和咨询，人们可以增加对营养的认知，学习适当的饮食及膳食搭配，提高对营养和健康的关注，从而改善整体的饮食结构和生活方式。营养与健康教育是临床营养学的支持手段，临床营养学是研究如何合理利用食物和营养素，以促进人体健康的综合学科。在临床营养学中，根据疾病的特点和患者的情况，制订个体化的营养治疗方案，通过向患者提供丰富的营养知识，帮助他们改变态度和行为，可以提高患者对治疗方案的依从性和全面健康的达成。合理的营养治疗不仅可以改善疾病的发展和降低并发症的风险，还可以减轻患者的痛苦和降低医疗费用的支出。营养与健康教育在疾病防治中起着重要的辅助作用，通过提供知识、改变态度和行为，有助于促进营养治疗的效果，提高患者的生活质量和整体健康水平。

预防是最经济、最有效的健康策略。党的十九大作出实施健康中国战略的重大决策部署，强调坚持预防为主，倡导健康文明生活方式，预防控制重大疾病。《关于实施健康中国行动的意见》中提出加快推动从以治病为中心转变为以人民健康为中心，动员全社会落实预防为主方针，实施健康中国行动，提高全民健康水平。将营养与健康教育工作融入各个政策领域，包括个人、家庭、社会和政府的参与，让每个人都意识到我们都是自己健康的第一责任人，倡导健康生活方式，养成健康饮食行为和生活习惯，有效实现预防为主，为群众提供全面的健康保障，促进以治病为中心向以人民健康为中心转变。

二、营养与健康教育的发展概况

（一）国外发展概况

发达国家及地区的营养健康教育起步较早，从 20 世纪中期开始，越来越多的科学研究表明不健康的饮食行为和生活方式，会对人体健康造成消极影响，升高某些慢性病的发病率。

1. 美国 是世界上较早推行营养健康教育的国家之一，已经形成较为完善的营养健康教育体系。20 世纪 30 年代，美国国会开始通过立法的形式推行学校午餐计划，至 1942 年，学校午餐计划在所有州都得以顺利推行，1946 年，美国国会通过了《国家学校午餐法》，以立法形式确保营养计划的实施，还启动了学校早餐计划条例、课余加餐计划、专项牛奶计划、夏季供餐计划等一系列供餐计划。1967 年，创建营养教育学会，认为营养健康教育不仅是让学生一时受益之举，还能锻炼学生将来从容应对营养健康问题的能力，理应成为学校教育当中必不可少的教学内容，并且编制了统一的营养健康教育大纲。

2. 日本 作为食物营养教育领域的先驱者，率先在全国实行食物营养教育普及化和法制化，颁布了一系列与食物营养教育相关的法律法规。1889 年，日本政府实施营养午餐供给计划为贫困孩子解决饥饿问题。1920 年，日本设立国立营养研究所，对民众进行营养改善指导。在二战后，日本政府制定了《学校供餐法》《营养改善法》《营养师法》《学校配餐法》等法律法规，以确保学校供餐计划和营养教育顺利开展。另外，日本政府每年为学校提供大量财政补贴为贫困孩子提供多样化的营养午餐。学校为了确保学生都能接受正规系统的教育，要求营养师要考取营养师和教师资格证。学校教育中将食物营养教育纳入教育体系，课程内容多样化，包括饮食文化、疾病预防、不同人群的营养需求等。

3. 德国 营养健康教育起源于女子家政教育，经过不断发展，受教育对象扩大到全体学生，营养健康教育课程被纳入到劳动课程中。德国系统性的营养教育开始于 1960 年，德国各联邦州政府建立了相关法律法规促进德国营养健康教育的进行。德国的营养健康教育师资力量强大，超过半数的教师都是接受过正规的营养学教育的。2003 年，德国联邦政府对营养健康教育进行课程改革，使其更符合《德国核心课程纲要》要求，新的课程目标要求学生解决现实生活中的营养健康问题，培养学生的社会责任感。

（二）国内发展概况

相对于西方发达国家，我国的营养健康教育起步较晚。中华人民共和国成立初期，我国的营养健康教育刚刚开始起步，当时国内绝大多数人的营养健康知识相当匮乏，卫生与营养不良问题较为突出。自20世纪50年代起，我国逐渐开始重视营养健康教育，我国的健康教育从匮乏到与国际接轨的发展历程可大概划分为三个时期：第一时期是带有时代特色的卫生宣传教育，此阶段的重点任务是"除四害、讲卫生"。第二时期是构建健康教育网络体系，在这一时期，我国建立了专门的健康教育研究所，健康教育机构和专门从事健康教育的专职人员迅速增加。同时，多个医科大学开始开设健康教育专业，以培养相关方面人才。我国的健康教育逐步走向正规化。第三时期的健康教育不再满足于单纯地进行健康教育，而是扩展到了政策与环境协同教育，通过开展一系列大型健康促进项目，提高我国的健康教育水平。

20世纪80年代，我国的营养教育开始走进校园，到90年代，将营养健康教育内容纳入课堂教学中。1997年，政府颁布《中国营养改善计划》，这是我国第一个针对营养方面的专门文件，旨在通过多种干预措施，消除饥饿和减少营养不良发生率，提高人们的营养水平。该文件指出要加强营养教育工作，在中职、高职类院校开设营养类专业，并为从事营养工作的营养专业人员制订培训计划，在中小学课程中加入营养知识教育，对群众进行营养宣传教育，此举极大推动了营养教育的进展。1998年，卫生部立足我国国情，进行多次走访调查后，制定并颁布了《中国居民膳食指南》和《中国居民平衡膳食宝塔》，该文件对于提高居民营养素质具有指导意义。2010年，国务院出台《国家中长期教育改革和发展规划纲要（2010—2020年)》，其中指出对贫困地区的中小学生实施营养改善计划，力争消除部分地区中小学生营养不良的现状。2014年，国务院印发的《中国食物与营养发展纲要（2014—2020年)》中要求开展多种形式的营养教育以控制营养性疾病的发病率，同时将营养教育纳入中小学课程，形成家、校、社共育的营养健康教育体系。2016年，《"健康中国2030"规划纲要》中提出了多项政策，为进一步落实这些政策，制定了《国民营养计划（2017—2030年)》。2019年，《关于实施健康中国行动的意见》中提出要加强对不同人群的膳食营养指导，在中小学阶段，将健康教育纳入考核系统。

知识链接

营养改善计划

"营养改善计划"是中国政府在农村学校实施的一项重要营养教育和干预项目，目的是改善学生的营养状况，提高其健康水平。自2012年起，该计划在全国范围内的贫困地区逐步推广实施。该项目主要为在校学生提供免费的营养午餐，通过改善学生的日常饮食，直接提升其体质和学习能力。同时，项目还包括对学校厨师的营养烹饪培训、对学生和家长的营养健康教育，以及定期的健康检查，以全面提升学生的营养健康水平。

三、我国营养与健康教育工作存在的问题

（一）工作人员知识结构不完整，营养教育效果较差

我国营养与健康教育中的施教者主要是医护人员、社区卫生服务人员。医护人员的营养教育是患者营养知识的主要来源，而且受专业知识限制，医护人员对患者的饮食往往从疾病角度提出建议，并不能

为普通人群提供有价值的指导。而社区卫生服务人员由于受学历、专业、经验的限制，在营养教育过程中很难将营养与健康、营养与疾病知识进行科学、合理的解释，从而影响了营养教育的效果。

应加强医护人员、卫生服务人员和从事营养工作人员的科学营养知识培训，包括膳食搭配和营养与健康的关系等。

（二）营养与健康教育宣传途径多，但缺乏科学有效的监管

传统的营养教育途径主要是大众传播和人际指导。在信息技术发达的今天，可以通过自媒体主动进行营养宣传教育，但是，因缺乏有效监管，部分营养宣教内容缺乏科学性甚至属于伪科学理论，而误导大众。

政府监管部门应加强对电视、网络、报纸、杂志及相关书籍的监督，以提高大众对营养知识科学的认识和辨别信息真伪的能力，向社会大众传播科学的营养健康教育理念。

（三）农村的营养教育水平仍然较低，营养与健康教育传播人员缺乏

在我国广大的农村地区营养专业人员明显缺乏，营养知识来源途径主要是靠农村卫生服务中心、电视、网络。部分偏远地区甚至没有任何获取营养知识的途径。工作人员知识层次不一、营养与疾病、营养与健康知识缺乏，导致营养教育效果较差。

应提倡开展营养专业人员"送科学营养知识下乡"的相关活动；印发简明易懂、图文并茂的实用营养手册、宣传画；对偏远地区的卫生服务人员、教师及驻地机关人员进行专门营养教育培训；开展对老、少、边、穷地区普及科学膳食、营养与健康、营养与疾病等知识的活动。

目标检测

答案解析

一、单选题

1. 健康教育的核心工作内容是（　　）

  A. 心理干预   B. 宣传教育   C. 行为干预   D. 运动干预

2. 健康教育与营养教育的共同点不包括（　　）

  A. 信息传播   B. 教育   C. 行为干预   D. 媒介

3. 健康促进与营养健康促进的三大基本策略不包括（　　）

  A. 倡导   B. 赋权   C. 协调   D. 倡议

4. 健康教育的主要手段是（　　）

  A. 信息传播与政策制定   B. 政策制定与社会动员

  C. 社会动员与行为干预   D. 信息传播与行为干预

5. 健康教育的最主要目的是（　　）

  A. 提供健康的知识   B. 构建健康的环境

  C. 改变不健康的态度   D. 改变不良的行为

二、多选题

1. 营养教育的目的是（　　）

  A. 提高各类人群对营养健康的认识   B. 预防营养不良性疾病发生

  C. 提高或减少不利于健康的膳食因素   D. 改善健康水平和生活质量

  E. 提高全民的素质

2. 营养教育工作者需要具备的技能包括（　　）

  A. 专业知识　　　　　　　　　　B. 文化知识

  C. 现场协调能力　　　　　　　　D. 语言表达信息传播能力

  E. 社会知识

3. 营养教育的主要对象包括（　　）

  A. 政府部门和传媒　　　　　　　B. 诊所、食品店、餐馆

  C. 部队、企业、医院　　　　　　D. 学校、幼儿园

书网融合……

本章小结　　　　习题

项目二　健康相关行为及影响因素

学习目标

【知识要求】

1. 掌握　饮食行为的分类、影响因素。
2. 熟悉　人类行为的基本特点，健康相关行为的概念、分类与特点。
3. 了解　行为分类及发展。

【技能要求】

能够评价饮食行为。

【素质要求】

树立"合理膳食，均衡营养"的理念；培养合理膳食和体育锻炼的健康生活习惯。

任务一　人类行为概述

⇒ 案例讨论

案例　赵先生，40 岁，是一位忙碌的企业管理者。他经常应酬，习惯于外出就餐，尤其偏爱高热量、高脂肪的食物，如炸鸡、汉堡和披萨等。随着时间的推移，这些成了他的首选食品。近期，赵先生经体检发现自己的胆固醇水平异常，医生建议他调整饮食习惯。他开始意识到，自己的饮食习惯可能需要改变，但发现改变已形成多年的饮食习惯非常困难。

讨论　1. 赵先生不健康的饮食行为是如何形成的？

　　　2. 根据行为的形成和发展理论，探讨赵先生可以如何逐步改变他的饮食习惯。

一、行为的基本概念

1. 行为　是指具有认知、思维、情感、意志等心理活动的人对内外环境作出得到能动反应。人类的行为由五个基本要素组成。

（1）行为主体　人。

（2）行为客体　行为的指向目标。

（3）行为环境　主体与客体发生联系的客观环境。

（4）行为手段　主体作用于客体所应用的工具或使用的方法。

（5）行为结果　主体预期的行为与实际完成行为之间的符合程度。

2. 行为的分类　人类行为区别于其他动物行为，具有生物性和社会性的特点，因此人类行为可以分为本能行为和社会行为。

（1）本能行为　人类行为是建立在人体生理活动的基础上，并且由其生物属性决定。生物属性对于人类行为的影响是与生俱来的，它形成了人类的基本本能和反射行为。本能行为主要包括三个方面。

1）与基本生存有关的本能行为　如摄食行为和睡眠行为。

2）与种族保存有关的本能行为　典型的表现是生殖行为。

3）攻击与自我防御行为　这种本能行为广泛存在于低等动物乃至人类，表现为对外来威胁的反抗、妥协和逃避。人类的本能行为也受到社会因素、文化因素、地理因素的影响和制约，如饮食习惯、偏好等是受环境影响和适应、学习的结果。

（2）社会行为　人类的适应能力不仅体现在对环境的适应，还包括通过努力、劳动和创造来改造和维护环境。通过社会互动、学习、教育和工作等过程，人类个体形成了符合社会道德准则、行为规范和价值观念的社会行为。人类社会行为的形成是文化、社会和个体因素相互作用的结果，也是社会共同体能够持续繁荣和发展的重要基石。

人类行为具有社会性意味着行为可以被改变，如摄食行为是本能行为，但后期形成的饮食习惯、偏好是受到环境影响和适应、学习的结果，因此人类的饮食行为具有社会性，可以通过改变人类的饮食行为来促进健康。

此外，人类行为还可以分为外显行为和内隐行为。外显行为能被他人直接观察到，如言谈举止；内隐行为不能被他人直接观察到，如意识、思想等。

二、行为的形成和发展

行为发展指的是个体在其生命周期中行为形成与发展的过程，即在个体出生后，随着生理的发育、心理的成熟以及社会交往的不断扩大，个体行为不断变化和发展的过程。在整个过程中，个体行为由于遗传因素与后天学习的作用，从偶然的、非系统的行为逐渐发展为连续而系统的行为。

1. 行为发展阶段　在人的整个生命周期中，人类的行为发展可以分为四个阶段，每个阶段都具有其特定的特征和发展重点。

被动发展阶段（出生至3岁）：这是人类行为发展的起点，通过遗传、本能力量的驱使，以及无意识的模仿来发展行为，逐渐发展出头部控制、翻身、坐立、爬行、行走等运动技能，并开始使用语言和社交互动来表达需求和情感，部分社会行为初步形成。

主动发展阶段（3～12岁）：开始主动模仿、探究，发展出逻辑思维、问题解决能力和学习技能，社交技能和自我认知也得到进一步发展，对本能冲动的克制能力迅速提高，建立起更为复杂的人际关系。

自主发展阶段（12～18岁）：认知功能进一步发展，思维变得更加抽象和理性，开始建立自我身份和价值观念，经历身份探索和自我独立的过程，对自己、他人、环境、社会进行综合评价，调整自己的行为。

巩固发展阶段（18岁以后）：成年期是人类行为发展的稳定阶段，个体逐渐建立职业身份、家庭和社交关系，并承担社会角色和责任，个人的认知和情感能力进一步成熟，并在各个领域中展示出稳定的行为表现，行为发展主要体现在巩固、完善、适当调整几个方面。

2. 人类行为发展的特点

（1）连续性　人类行为的发展是连续的，不是跳跃的，不可能跳过其中的某一个阶段而进入下一个阶段。

（2）阶段性　人类行为发展在某一个阶段内呈现量变，这种量变积累到一定程度后发展成为质变，进入行为发展的下一个阶段。

（3）不平衡性　人类行为在不间断发展过程中存在着个体差异性和发展的不平衡性。

（4）可塑性　在不同的环境和经验条件下，个体的行为能力和行为特征能够发生改变和调整。这意味着适当的教育、干预和支持可以对个体的行为发展产生积极的影响。

3. 影响行为的因素　概括起来这些因素可分为三类：遗传因素、环境因素和学习因素。

（1）遗传因素　对行为的影响已经在大量的动物实验和人类学研究中得到证实。研究发现，基因具有相当大的稳定性，这使得人类在长期进化过程中获得的行为优势得以承袭；基因的突变、选择和整合，又使得人类的行为能够不断丰富和发展。基因除了影响行为，还能决定人的行为特征和行为倾向，同卵双胞胎行为特征和行为倾向的相似正是遗传物质影响的结果。然而，基因又是复杂的，这一特点决定了人类行为的复杂性和多样性。

（2）环境因素　自然环境和社会环境共同构成人类的行为环境，这是人类行为的基本要素之一。人类行为是环境刺激作用于机体的产物，这就决定了环境因素必将对人类行为的形成和发展产生重要的影响。在环境对人的行为产生影响的同时，人的行为也可以对环境产生反作用，人可以积极利用有利环境，改造不利环境，缩小环境对人类行为的负性影响。

（3）学习因素　学习是人类行为形成和发展过程中必不可少的要素。人类的很多行为，尤其是社会行为，都需要通过学习来形成和发展。在行为发展的早期阶段，模仿是学习的重要方式，但行为发展进入自主阶段后，单纯的模仿就不够了，需通过系统教育和强化来学习。学习因素对于个体工作和生活技能的形成、发展以及改变不利于健康的行为均有非常重要的作用。

4. 行为的可改变性　根据行为的可改变性又将人的行为分为高可改变行为和低可改变行为。

（1）高可改变行为　与人的本能、文化习俗关系不大、刚刚发生、环境不支持的行为。青少年尝试吸烟行为、公共场所吸烟、静坐的生活方式等均为高可改变行为。

（2）低可改变行为　与人的本能、文化习俗密切相关、持续较久已形成习惯，且没有成功改变的先例的行为。酒精依赖、吸毒等成瘾性行为、长期吸烟和过咸饮食习惯等均属低可改变行为。需要指出的是，所谓的低可改变行为，是相对而言的，只要干预方法得当，干预技术适宜，持续时间足够长，干预的频率足够多，所有后天习得的行为都是可以改变的。

三、饮食行为的基本概念

1. 饮食行为　是指个体在摄入食物和饮品过程中的选择、准备、消化和处理的行为。饮食行为与个体的身体健康、心理状态和生活方式密切相关。包括食物的选择和购买，食用食物的种类和频度，食用的时间、地点、如何食用、和谁一起食用的等。

人的饮食行为是从出生即开始出现，并伴随其终生的基本行为活动。正常的饮食行为是一种自觉而主动的、愉悦而轻松的、自然而有规律的生活行为。饮食行为会影响到人类营养素的摄入，是生存的第一需要。

2. 日常饮食行为

（1）正餐　我国约有94%居民的饮食是一日三餐，一日二餐的约占5%，还有少部分人是一日四餐。其中比较贫困的农村地区，一日二餐的情况比较常见，约占25%。

（2）零食　是指非正餐时间所吃的各种食物和或饮料，饮料中不包括水。我国城市儿童少年普遍喜欢吃零食。调查显示，81%的学龄前儿童、85%的小学生和90%的中学生吃零食；另一项市场调查报告结果显示，80%的成年人喜欢吃零食。吃零食在某种程度上已成为一种时尚，成人吃零食更讲究品牌，各种包装精美、美味新奇的进口零食深受很多人的喜欢。

（3）饮酒 我国是酿酒最早的国家之一。在我国的酒文化中，以饮白酒为主，其次是黄酒。但受西方文化的影响，啤酒和葡萄酒越来越受到大众的喜欢。调查资料显示，我国 15～30 岁居民中饮酒者占 18.4%，30～60 岁居民中有 18.7% 饮酒，60 岁以上的有 21.9% 饮酒，我国城镇居民酒类的年人均消费量在 9kg 以上，农村居民消费量在 7kg 左右。

（4）在外就餐 随着近年来中国居民生活水平的迅速提高和社会经济交往活动的增加，居民生活节奏的加快和消费观念的更新，外出就餐已经逐渐成为时尚。

近些年来，随着互联网的发展，吃外卖成为一种新的饮食行为。白领和学生是主力消费人群：外卖订餐以午餐和晚餐为主，但夜宵、早餐和下午茶所占比例在不断扩大；周末订单占全部订单的三成；一线城市订餐数量最多，远超于二、三线城市，但二、三线城市增速很快；中餐和西式快餐是正餐的热门选择，消费者最爱订的菜肴是简餐类、盖浇饭类、米粉、米线和面条类。外卖食品存在食品安全风险。外卖对公众生活方式和行为以及健康所产生的影响有待深入研究。同时，应在外卖平台上，通过提供点餐指导、搭配营养套餐、倡导商户提供菜肴营养标识等途径，来指导消费者合理点餐。

3. 不良饮食行为 饮食是人类文明的表现形式，良好的饮食行为则是人类文明的体现。只要我们随着人类的进步注重饮食文化，讲究饮食文明，将会使人得益终身。由于精神情绪、环境影响、气候异常、膳食结构、营养成分、饮食习惯、身患疾病等因素，可造成某些人所谓的饮食行为偏离，常见的饮食行为偏离症有厌食症、偏食症、贪食症和异食癖等。异常的饮食行为常常是被动的、不愉快的，甚至是痛苦和艰难的。有的则是异乎寻常的、有害的。常见不良饮食行为及对健康影响如下。

（1）不吃早餐 早餐对人体的营养和健康状况有着重要的影响。每天食用营养充足的早餐可以为儿童青少年提供体格和智力发育所需的能量和各种营养素，不吃早餐或早餐营养质量不佳不仅影响儿童青少年的营养摄入，还会影响他们的营养状况乃至健康。

（2）喜食西式快餐 快餐指预先加工好能迅速提供食用的食品，以快速、方便等优势逐渐进入人们的日常生活。缺点是快餐多以油炸食品为主，是高脂肪、高能量、低纤维的食品。

（3）过食零食 从吃零食的时间划分，零食可分为上午零食、下午零食和晚上零食。经常吃零食对人体健康有以下几方面的影响：以零食当饭，容易造成营养不良和能量过剩，对机体健康产生很多的负作用；经常吃零食，消化器官需要随时工作，减弱消化器官的工作能力，容易引起消化吸收障碍。

（4）嗜酒 人群饮酒率明显上升，酒精中毒性疾病逐年增多，长期大量饮酒，特别是烈性酒对人体消化、神经、循环等系统有着严重损害。

（5）过食饮料 国内有关调查发现，各种饮料将取代白开水成为城市儿童消费的主流。饮料能提供某些营养素和能量，适当适量饮料无明显健康危害。但各种饮料的营养不够均衡、全面，大部分呈酸性，且含有糖类，过量饮用将会引发许多健康问题。

（6）喜在外就餐 在外就餐机会的增多，在给人们更多选择和更快捷享受的同时，也增加了疾病传播，尤其是食源性疾病发生的机会；在外就餐时，脂类和盐类摄入量增加，碳水化合物供能比减少，能量和能量密度较高的食物摄入显著增高。因此，在外就餐还是造成体脂增加、心脑血管疾病、2 型糖尿病（非胰岛素依赖型糖尿病）、高血压和血脂异常等慢性非传染性疾病发病率增加的因素之一。

4. 饮食行为的影响因素 人们的饮食行为受多种因素的影响，主要的影响因素包括个人因素、家庭因素、社会文化因素、环境因素等。

（1）个人因素 性别、年龄、心理因素等都会对个体的饮食习惯产生影响。研究表明，与男性相比，女性会吃更多的水果和蔬菜，而对于脂肪和盐则吃得较少；老年人由于个体生理机能的老化，其食物以易消化、易咀嚼为主要考虑因素，并且进食量相对减少。食物喜好在很大程度上决定了食物的选择。个体的生理状态和情绪状态也是影响饮食行为的重要因素，如个体的饥饿感、饱食感、压力及情绪状态等。有关食物和营养的观念和知识也会影响人们食物的选择和进食，不管这些观念和知识正确与否，它都是人们决定食物的选择和饮食的依据。

（2）家庭因素　成员以及同伴对其食物的喜好、选择和消费行为有显著的影响。研究表明，个体的饮食行为与家庭成员和同伴之间的饮食行为都存在明显的联系。

（3）社会文化因素　由于地区、民族、文化和信仰等社会文化因素的不同，对于不同的食物可能有其特定传统或者禁忌，进而对特定社会文化下人们食物的选择和消费有重要的影响。

◇ 知识链接

中华饮食文明

中华礼乐文明，滥觞于夏商，成立于西周，至西汉而灿然大备，成为闻名遐迩的礼仪之邦。《礼记》中说："夫礼之初，始诸饮食。"礼，最初产生于人们的饮食活动，饮食活动中的行为规范就是礼制的发端。

中国饮食讲究"礼"，这与我们的传统文化有很大的关系，生老病死、送往迎来、祭神敬祖都是礼。我们谈的"礼"不仅仅是一种礼仪，更是一种内在的伦理精神，这种"礼"的精神，贯穿饮食活动过程，从而构成了中华饮食文明。

（4）环境因素　不同的就餐环境氛围对人们饮食行为存在影响。研究发现，进餐的时间、进餐时周围的声音、进餐的地点、共同进餐的人数、食物的气味、食物的颜色、进餐环境的温度和光线都对进食量产生影响。网络、电视等大众媒体对个体有关饮食的知识、信念、态度和行为也都有影响。

任务二　健康相关行为

⇒ 案例讨论

案例　王先生，35岁，上班族，工作压力大，经常加班到深夜，午餐和晚餐通常选择外卖，饮食以快餐和高热量食物为主。近期王先生发现体重明显上升，体力下降，经常感觉疲惫，希望能够调整自己的生活习惯，改善健康状况。

讨论　1. 王先生的不健康行为主要包括哪些？请根据不健康行为的分类进行回答。

2. 你认为改善王先生当前健康状况的策略有哪些？

健康相关行为是个体或群体与健康或疾病有关的行为。无论是本能行为还是社会行为，均会对人们的健康产生显著的影响，这些与健康相关或能对健康产生影响的行为统称为健康相关行为。在健康相关行为中，对健康有益的行为被称为促进健康行为，对健康有危害的行为被称为危害健康行为，能直接导致疾病的行为被称为致病性行为模式。

一、促进健康行为

1. 概念　促进健康行为是指个人或群体的客观上有利于自身和他人健康的行为。此类行为一般具有以下特点。

（1）有利性　行为表现有益于自身、他人和整个社会的健康，如不抽烟。

（2）规律性　行为表现规律有恒，不是偶然行为，如定时、定量进餐。

（3）和谐性　个体行为表现出个性，如选择运动项目，但又能根据环境调整自身行为使之与其所处的环境和谐。

（4）一致性　个体外显行为与其内在的心理情绪一致，无矛盾。

（5）适宜性　行为的强度能被理性地控制。

2. 分类　促进健康的行为多种多样，总体来说，可以分为以下五大类。

（1）日常健康行为　指日常生活中有有益于健康的基本行为，如合理的营养、充足的睡眠、适量运动、饭前便后洗手等行为。

（2）避开环境危害行为　指避免暴露于自然环境和社会环境中的有害健康的危险因素，如离开污染的环境、不接触疫水、积极协调适应对各种紧张生活事件等行为。

（3）戒除不良嗜好　指吸烟、酗酒、滥用药物等行为。

（4）预警行为　指对可能发生的危害健康事件的预防性行为并在事故发生后正确处置的行为，如驾车使用安全带、火灾、溺水、车祸等预防以及意外事故发生后的自救与他救行为。

（5）合理利用卫生服务　指有效、合理地利用现有卫生保健服务，以实现二级预防，维护自身健康的行为，包括定期体检、预防接种、患病后及时就诊、遵从医嘱、积极配合医疗护理、保持乐观向上的情绪、积极康复等行为。

3. 健康的饮食行为　饮食行为与健康关系密切，以往研究对健康饮食的定义多从营养学的视角出发，许多国家制定了自己的国民膳食指南，以指导人民的饮食。国民膳食指南是以人体日常所需的营养素摄入量为依据而制定的一份说明性的文件，它对大多数人的饮食习惯和行为都具有一定的指导意义。膳食宝塔是一个完整的科学体系，以科学易懂的方式向人们展示了健康营养的膳食所包括的内容。1989年，中国营养学会发布了适合中国人民的膳食指南和膳食宝塔，随着社会经济的发展，它们的内容也在不断与时俱进。营养学会将膳食宝塔形象地称为"4＋1营养金字塔"。"4＋1"指每日膳食中都应该含有四大类营养物质，比如果蔬、豆、奶制品、肉和蛋等，在四大类食物的基础上，适当增加水分、盐分、糖分和油脂的吸收。

> 🔗 **知识链接**
>
> **《中国居民膳食指南（2022）》平衡膳食八准则**
>
> 一、食物多样，合理搭配。
>
> 二、吃动平衡，健康体重。
>
> 三、多吃蔬果、奶类、全谷、大豆。
>
> 四、适量吃鱼、禽、蛋、瘦肉。
>
> 五、少盐少油，控糖限酒。
>
> 六、规律进餐，足量饮水。
>
> 七、会烹会选，会看标签。
>
> 八、公筷分餐，杜绝浪费。

二、危害健康行为

1. 概念　危害健康行为是指个体或群体表现出的行为不利于自身、他人和整个社会的健康的行为。此类行为一般具有以下特点。

（1）危害性　行为对个体、他人乃至社会的健康有直接或间接的危害。

（2）稳定性　行为非偶然发生，有一定强度的行为并保持相当的时间。

（3）习得性　危害健康的行为都是在个体后天生活经历中学会。

2. 分类　危害健康的行为可分为以下三大类。

（1）不良生活方式　一组习以为常、对健康有害的行为习惯，如吸烟、酗酒、不良饮食习惯、缺乏体育锻炼等行为。不良生活方式与肥胖、心血管疾病、早衰、癌症等疾病发生有非常密切的关系。

（2）不良疾病行为　个体从感知到自身患病至疾病康复全过程所表现出来的一系列行为。不良疾病行为可能发生在上述过程的任何阶段，常见的行为表现形式有疑病、瞒病、恐病、讳病忌医、不及时就诊、不遵从医嘱、迷信、自暴自弃等。

（3）违规行为　违反法律法规、道德规范并危害健康的行为，如药物滥用等行为。违规行为既直接危害行为者个人健康，又严重影响社会健康。

3. 行为危害因素

（1）危害因素　是指增加死亡、疾病和伤残等健康结局发生概率的因素。健康结局的多种危险因素之间相互交织、互相交联，形成由多种关系链组成的网络。

（2）行为危害因素　人类行为与健康密切相关，危害健康行为增加了患病、残疾或死亡的风险，是健康结局的重要危险因素。

（3）行为危害因素的特点

1）潜伏期长　不良生活方式形成以后，一般要经过相当长的时间才能对健康产生影响，出现明显的致病作用。这一特点使得人们不易发现和理解不良生活方式与疾病的关系，加之行为的习惯性，改变起来难度较大；但从另一个角度讲，这也给了人们充分的时间采取预防措施，阻断其对健康的危害。

2）特异性差　与致病行为模式的特异性不同，不良生活方式与疾病之间没有明确的对应关系，表现为一种不良生活式与多种疾病和健康问题有关，而一种疾病或健康问题又与不良生活方式中的多种因素有关。例如，吸烟与肺癌、冠心病、高血压等多种疾病有关；而高血压又与吸烟、高盐饮食、缺乏锻炼等多种不良生活方式有关。

3）协同作用强　当多种不良生活方式同时存在时，各因素之间能协同作用、互相加强，这种协同作用最终产生的危害，将大于每一因素单独作用之和。

4）差异性大　不良生活方式对健康危害的大小、发生时间的早晚都存在着明显的个体差异，例如，有的人吸烟患了肺癌，而有的人同样吸烟却没有得肺癌。此外，即使是同时开始不良生活方式，以同样的量作用同样长时间，其结果也不尽相同。

5）广泛存在　不良生活方式广泛存在于人们的日常生活中，且具有这样或那样不良生活方式的人为数较多，其对健康的危害是广泛的。

4. 不良的饮食习惯　受社会经济发展水平不平衡、人口老龄化和不健康饮食生活方式等因素的影响，我国仍存在一些亟待解决的营养健康问题。中国营养学会组织编写的《中国居民膳食指南科学研究报告（2021）》中指出："一是膳食不平衡的问题突出，成为慢性病发生的主要危险因素；高油高盐摄入在我国仍普遍存在，青少年含糖饮料消费逐年上升，全谷物、深色蔬菜、水果、奶类、鱼虾类和大豆类摄入普遍不足；二是居民生活方式明显改变，身体活动总量下降，能量摄入和消耗控制失衡，超重肥胖成为重要公共卫生问题，膳食相关慢性病问题日趋严重；三是城乡发展不平衡，农村食物结构有待改善，农村居民奶类、水果、水产品等食物的摄入量仍明显低于城市居民，油盐摄入、食物多样化等营养科普教育急需下沉基层；四是婴幼儿、妊娠期妇女、老年人等重点人群的营养问题应得到特殊的关注。五是食物浪费问题严重，居民营养素养有待提高。"

国家卫生健康委员会发布的《中国居民营养与慢性病状况报告（2020年）》指出：居民不健康生活方式仍然普遍存在。"膳食结构不合理问题仍未得到有效改善。"譬如畜肉摄入较多，膳食脂肪供能比持续上升；水果、豆及豆制品、奶类消费量仍然偏低，膳食摄入的维生素A、钙等不足依然存在；家庭人均每日烹调用盐、用油偏高；儿童青少年经常饮用含糖饮料等问题仍然严重影响着居民健康。

三、致病性行为模式

导致特异性疾病发生的行为，研究较多的是A型行为模式和B型行为模式。

1. A型行为模式　是一种与高血压和冠心病发生密切相关的行为模式，又称"冠心病易发行为"，其行为特征包括成就渴求和紧迫激惹两个方面，最明显的特点是时间紧迫感强、雄心勃勃、渴求成功、争强好胜、醉心于工作、缺乏耐心、容易产生敌意情绪、做事动作快，想在尽可能短的时间内完成尽可能多的工作，为达目的甚至不惜利用他人或不择手段。其核心行为表现为不耐烦和敌意。研究表明，A型行为者的冠心病发病率、复发率均比非A型行为者高出2~4倍。

2. B型行为模式　是一种与肿瘤的发生有关的行为模式。其行为特征为竞争性和进取主动性弱，情绪好压抑，喜欢自我克制，表面上处处依顺、谦和善忍、回避矛盾，内心却是强压怒火，爱生闷气。研究表明，B型行为可促进癌前病变恶化，B型行为者宫颈癌、胃癌、食管癌、结肠癌和恶性黑色素瘤的发生率比非B型行为者高3倍左右，并易发生癌的转移。

四、饮食行为的评价

饮食行为通过影响食物的摄入量、摄入种类和摄入方式对肥胖和营养相关性疾病产生影响，因此，了解人们的饮食行为有助于预防和控制营养相关性疾病。饮食行为的影响因素众多，表现形式不一，需要借助量表评价，目前许多国家和地区都根据自身的饮食习惯和文化编制了相应的饮食行为评价工具。

1. 成年人饮食行为评价　在成人饮食行为量表构建过程中需要考虑遗传、情绪、习惯、家庭、文化和社会发展等内外因素的影响，尤其是异常的饮食行为。有研究者从病因层面对异常饮食行为提出了三种心理学理论解释：心身理论、外因性理论和限制性理论，进而出现了三种与之相关的饮食行为：情绪性饮食、外因性饮食和限制性饮食。情绪性饮食是指将饮食行为作为应对消极情绪（如焦虑、抑郁、愤怒和孤独等）的反应；外因性饮食是指与饮食相关的饥饿感可能会受到外部食物线索的干扰；限制性饮食是指以控制体重为目的，长期严格控制进食的倾向。目前的成人饮食行为评价量表多以上述3种理论为研究基础或评价标准。

（1）异常饮食行为量表

1）进食障碍检查自评问卷6.0　由FAIRBURN等编制，用于评估与饮食失调相关的心理与行为，共22项条目，包括约束、形体关注、饮食关注和体重关注4个维度，以0~6分选择形式评分，得分越高表示相应的饮食行为越严重或出现频率越高。

2）饮食态度测试－26　是由加拿大学者GARNER等于1982年开发的饮食态度问卷，用于评估厌食症和贪食症患者饮食失调症状，共26项条目，包括节食、贪食与食物关注和口腔控制3个维度，采用6分制，得分20分或以上判为饮食紊乱高风险。

3）进食障碍量表　由加拿大学者GARNER等于1983年编制，共64项条目，包括对身体的不满、暴食、瘦身倾向、内受意识、人与人之间的不信任感、无能感、害怕成熟和完美主义8个维度，用于评估进食障碍行为及相关心理特性。

4）情绪性进食量表　由美国学者 ARNOW 等于 1995 年编制，共 25 项负性情绪条目，包括愤怒、受挫、焦虑和抑郁 3 个维度，用于测试研究对象的情绪状态对食欲的影响。

（2）一般饮食行为量表

1）荷兰饮食行为问卷　由荷兰学者 VAN STRIEN 等于 1986 年编制，共 33 项条目，包括情绪性进食、外因性进食和限制性进食 3 个维度，用于评估个体的进食问题和超重、肥胖以及可能会出现的进食障碍问题的预测。

2）三因子饮食问卷　是由 STUNKARD 等于 1985 年开发的饮食行为自评工具，共 51 项条目，包括认知约束、情绪性饮食和不加控制的饮食 3 个维度。

3）日本坂田饮食行为量表　是日本使用非常广泛的饮食行为评价量表，共 30 项条目，包括体质认知、进食动机、替代进食、饱腹感、饮食方式、用餐内容和饮食节奏异常 7 个维度，用于异常饮食与肥胖关系的研究，具有较高的信度和效度。

4）成人进食行为问卷　由 HUNOT 等于 2016 年根据儿童饮食行为问卷改编，用于研究成人食欲特征与体质指数的关系，共 30 项条目，包括饥饿、食物反应性、情绪暴食、食物享受性、饱足感反应性、情绪进食不足、食物挑剔和进食迟缓 8 个维度。

5）正念饮食行为量表　由 WINKENS 等于 2018 年编制，共 17 项条目，包括饥饿与饱腹感提示、用心饮食、饮食意识和饮食分神 4 个维度，用于测量个体对食物的注意力，从而了解饮食行为与肥胖及其他健康问题的相关性。

2. 儿童饮食行为评价

（1）不健康的进食行为　是危害儿童身体健康的因素之一，学龄前期正是形成这些进食行为的关键时期，并且在此时期养成的习惯可能保持至成年期。早期识别儿童饮食行为中存在的问题并及时矫正具有重要意义。

（2）儿童饮食行为清单　由 Archer 等于 1991 年在加拿大编制，基于对父母与儿童互动关系的理解构建，包含 28 个儿童领域的条目和 12 个父母领域的条目，用于评价 2～12 岁儿童饮食和进餐行为问题，主要包括饮食行为问题和进餐相关问题 2 个维度。

（3）儿童饮食行为问卷　由 Wardle 等于 2001 年在英国编制，共有 35 个条目，评价指标包括食物响应、情绪性过度饮食、食物喜好、渴望饮料、过饱响应、进食缓慢、情绪性饮食减少和挑食。但该量表也存在没有全面考虑儿童所处地域、家庭环境、年龄不同以及看护人喂养行为对儿童饮食行为影响的问题。

（4）学龄前儿童喂养问卷　由 Baughcum 等于 2001 年在美国编制，该问卷由 8 个维度、32 个条目组成，其在评价父母的喂养行为、观念和态度的基础上，对影响儿童肥胖的相关因素进行了分析。

（5）饮食行为问卷　由 Berlin 等于 2010 年在美国编制，包含 33 个条目在内的 4 个维度。对有进食问题的儿童进行评价，测量其自身与家庭成员进食行为以及所处的家庭环境。

（6）儿童喂养问卷　由 Birch 等于 2001 年在美国编制，共 31 个条目，测量 2～11 岁儿童食物接受模式和看护人喂养行为知信行，以及食物摄入情况与肥胖之间的关系，量表中的 7 个验证性因素包括 4 个衡量父母对儿童肥胖倾向信念的因素，以及 3 个衡量父母对儿童喂养的控制行为和态度的因素。2015 年 CFQ 修改版中，增大了样本量，并删除了与儿童体重相关的 2 个维度，把限制进食变成将食物作为奖励这个新的维度，使得模型更为完善。但该量表也存在不能全面体现看护人喂养行为等不足之处。

任务三 健康相关行为影响因素

案例 李女士，35 岁，自由职业者，最近发现自己的饮食习惯变得越来越不规律。李女士自称"情绪性吃货"，她注意到在压力大或情绪低落时，自己会倾向于选择高糖、高热量的食物，如巧克力、薯条来"奖励"自己，尽管知道这些食品对健康不利。此外，她还发现在工作紧张期间，往往会忽略饮食，甚至一整天只吃一顿饭。李女士开始担心这些不规律的饮食行为会对自己的健康产生长期影响。

讨论 1. 分析情绪和心理因素如何影响李女士的饮食行为。

2. 探讨李女士可以采用哪些方法来改善其因情绪波动导致的不健康饮食习惯。

影响人们健康行为的因素主要包括两大类：个体因素和环境因素。个体因素可分为生理因素与心理因素，环境因素可分为微观环境因素和宏观环境因素。

一、个体因素

影响人们健康行为的个体水平因素包括生理因素和心理因素。

1. 生理因素 对行为的影响主要与脑科学有关，大脑结构和功能对于我们的行为和决策有显著影响。如海马区域参与记忆形成，与个体如何回忆健康信息以及如何运用这些信息进行决策相关；伏隔核与大脑中情绪的处理相关，情绪对健康行为影响显著，可能影响个体对健康风险的感知以及对补救措施的动机；多巴胺系统被认为与重复特定行为的倾向（例如成瘾）有关。行为还被认为是遗传决定的，现代生活环境与古人类生活环境极其不同，但有些古老的生理和行为趋势依然影响我们今天的健康相关行为。如，尽管现代社会食物丰富，人们仍然会偏好高糖高脂食物，这主要是因为人类的祖先常处于食物匮乏的环境，而偏好高糖高热量的食物能提高生存的概率，因此偏好高糖高热量食物的基因被人类遗传下来。

2. 心理因素 认知、需求、动机、情感、态度和意志等心理因素与健康行为直接相关，影响健康相关行为的多方面因素中最重要的是心理因素。在"心理因素与健康相关行为"内容中将详细说明。

二、环境因素

1. 微观环境因素 微观环境是指在个人直接交往范围内，对个体产生直接影响的人际关系和生活条件的综合。研究表明，人的行为是在这样的微观环境中形成的，如我们主要的行为通常都是在与家庭成员、朋友、同事等直接相关联的个体间形成的社会关系中产生的。

在健康相关行为干预领域，研究者认为社会压力和同辈压力是影响健康相关行为的重要因素。社会压力通常是指人们在他们的社交网络和社区中感受到的一种力量，旨在促使个体遵守某些行为准则或标准。这种压力可以是显性的，如家人或朋友对于某个人某种行为的直接批评；也可以是隐性的，比如通过群体的期望、社会规范和行为模式来间接影响个体。同辈压力通常是指同龄人在群体中对个体行为的影响力。它既可以是正面的也可以是负面的。正面的同辈压力可以鼓励个体参与健康的活动或建立积极的生活习惯，而负面的同辈压力则可能促使青少年参与吸烟、酗酒或其他不健康的行为。同辈群体对青少年有重大影响，因为这个阶段的人们通常对他们在同辈群体中的地位和接受度非常敏感。

2. 宏观环境因素　宏观环境主要是指社会文化、经济发展水平、政治制度、法律、教育等宏观社会因素。由于社会文化环境不同，人的行为具有差异性。另外，不少与健康有关的行为与社会规范也高度相关，如吸烟、酗酒等行为都涉及社会规范问题。社会规范是指一个社会中的成员共有的行为规则和标准，是确定与调整人们共同活动及其相互关系的基本原则。它是人们在社会化过程中通过社会学习逐渐实现的，社会规范对于健康相关行为干预是非常有意义的。

三、心理因素与健康相关行为

1. 心理因素概述　人的心理现象有心理过程和人格两方面，心理现象是心理活动的具体表现形式，通过心理现象可以反映出心理过程和个体的心理特征。

（1）心理过程　是指在个体的大脑中发生的一系列认知、情感和意志活动。其中认知包括感觉、知觉、记忆、思维、想象等；情感包括喜、怒、忧、惊、恐；意志包括有意识地确定目标、克服困难、调节行为等。

（2）人格　常用来描述个人特性的差异和行为上的连贯性，包括人格倾向性、人格特征以及自我意识。其中人格倾向性包括需要、动机、信念等；人格特征包括能力、气质、性格等；自我意识包括自我认识、自我体验、自我调控等。

2. 认知与健康相关行为　认知心理学是以信息加工观点为核心的心理学。广义的认知心理学是指人类的认知过程，囊括了注意、知觉、记忆、语言等认知过程，强调意识的能动性和人的主观能动性；狭义的认知心理学是指从计算机信息处理角度出发的信息加工心理学，将人类的认知系统比作计算机，通过计算机的信息加工模型从而推理出人类认知过程的心理模型，用来研究人类对信息的接受、分析、记忆、分类以及提取等过程。

著名认知心理学家奈瑟（Neisser）认为，认知是指"人们获得和利用信息的全部过程和活动"。认知过程包括注意传来的刺激或信号，接收传来的刺激或信号并进行分析成某种信息，最后采取相应的行为应对此种信息。个体的认知与其健康相关行为存在关联，如果人们对某一种健康问题很感兴趣时，就会积极地探究这方面的信息；如果对某个疾病很恐惧时，就会回避相关信息。人们的大脑会不断地将这些信息进行保存，在认知过程中逐渐形成个体行为、价值观等，并在这基础上形成态度。

社会心理学家也将认知心理学的观点与方法应用到社会认知的研究中。社会认知是研究人们从社会环境中获取信息、推理并作出决定的过程。由于我们常常面临的信息是不完整、模糊甚至自相矛盾的，在迅速处理大量信息并快速作出判断的要求下，人们很容易出现认知偏差，如首因效应与近因效应。首因效应指的是先接触到的信息对人的影响大于后接触到的信息，而近因效应则描述了最近获得的信息对人判断有较大影响。除了人类自身认知过程中产生的认知偏差外，文化环境、受教育程度也是认知偏差产生的重要原因。

3. 态度与健康相关行为　态度是个体主观性对人、物、事的反应倾向。态度包括认知成分、情感成分和意向成分三部分，认知成分反映出个人对对象的赞同或不赞同、相信或不相信；情感成分反映出个人对对象的喜欢或不喜欢；意向成分反映出个人对对象的行动意图、行动准备状态。研究表明，态度是最接近行为的心理维度，态度是持久的，态度引导着行为，有专家认为改变人的态度就可以改变人的行为。根据态度导致的行为不同，还可将态度分为积极态度和消极态度两种。态度可用来说明社会行为，积极态度往往引起积极行为，消极态度往往引起消极行为，但某些情况下，大多数人的积极态度可以影响个别人的消极态度。

费斯廷格（Festinger）提出的认知失调理论对态度与行为关系的研究最有启发，认知失调理论主要研究的是个体的态度和行为不一致的问题，即为什么人们掌握了健康知识，也并不一定有与之一致的健康行为，例如我国绝大多数人知道肥胖有很多危害，但仍是有很多人超能量摄入食物。认知不协调的发生可能有多种原因。

（1）同一时间存在不同需要及相应的动机冲突。冲突的结果是人们选择了自认为较重要或较急迫需应付者，而使另一方表现为认知失调，如外科医生可能因疲劳或紧张而选择吸烟。

（2）行为条件不具备。如我们提倡饭前便后用流水洗手，但在严重缺水的地区没有足够的水，尽管有知识也无法做到饭前便后洗手。

（3）从众行为，如一个小群体中占主导地位的人都吸烟，个别成员尽管有吸烟危害健康的知识，但为了取得他人的认同也吸烟。

（4）在获得正确的知识之前已形成某种不利健康的行为，后来虽然有了正确知识，但改变行为的代价是行为者不愿付出的或行为者一时还不能改正行为。

（5）虽然人们都力求认知的一致性，但认知元素之间常常产生矛盾，即知识、信念、态度、价值观、能力等产生矛盾，于是发生认知失调等。失调是个体的行为和态度不一致时出现的一种令人不愉快的动机状态。

为达到调和状态，人们通常有三个办法：①以某种方法去除或改变行为；②改变态度；③不做改变。直觉上人们通常认为为达到调和状态需要改变行为，但这往往并不可行。而如果这样的不一致很轻微，通常态度与行为都不需要改变。

4. 情绪与健康相关行为 情绪是个体对外界刺激和内部思维活动的主观经验，是心理和生理状态的一个复杂反应。情绪可以由外部事件（如与他人交流的经历）或内部思想（如回忆或想象）触发，并伴随着生理反应（如心跳加速、肾上腺素分泌增加）、行为表现（如面部表情、身体语言）以及主观感受（如快乐、悲伤、愤怒、恐惧等感觉）。情绪对人的认知过程和日常决策有重要影响，它可以快速地引导个体对环境作出适应性反应。情绪不仅是个体经验的重要组成部分，而且在人际关系和社交互动中扮演着关键角色。

情绪可以简单分为正面情绪和负面情绪。正面情绪如幸福、喜悦和兴奋等，通常与愉快的经验和正向结果相关联；负面情绪如悲伤、愤怒和恐惧等，往往与不愉快的经验或潜在威胁相关。然而，情绪的种类和经历非常丰富，不仅限于这些基础的情绪类别。

心理学家们研究情绪主要是为了更好地理解情绪是如何产生的，以及情绪如何影响我们的思维和行为。对情绪的理解可以帮助我们更好地调整和管理自己的情感反应，改善心理健康和人际关系。

情绪经历可以引发生理反应，比如心跳加快、血压升高以及免疫系统功能的变化。正面情绪如快乐和感激可能与更好的免疫功能和较低的心血管疾病风险相关，而长期负面情绪如压力、抑郁和焦虑可能会导致健康问题，包括消化问题、失眠、心脏病和免疫功能下降。情绪状态还会影响个人的行为和生活方式选择，这直接关系到健康。例如，有些人在情绪压力下可能会选择不健康的应对策略，如吸烟、过量饮酒或暴食，这些行为又会对身体健康造成负面影响。

知识链接

食欲背后的科学

食欲是人类生活中一个重要的部分，它不仅仅关乎我们对食物的需求，更深层次地反映了我们的情绪、社会文化和生理状态。饮食心理学研究表明，人们的饮食行为与其个体差异、情绪、价值观等密切相关。例如，一些人会通过进食来缓解压力和焦虑，而另一些人则会因压力和焦虑导致食欲减退。此外，社会文化也是影响饮食行为的重要因素，不同文化背景下的人们对食物的认知和偏好存在很大差异。

5. 意志与健康相关行为　意志是指通过心理力量和自我控制行使决定和选择的能力。它涉及个体内在的动机、决心和坚持，并在面对困难或诱惑时指导人的行为。

意志是驱使行为发生并保持其一致性和目标导向的内在力量。意志力可以推动一个人开始一个新的行为或活动，当一个人决定开始锻炼、学习新技能或改变饮食习惯时，这种内在动力源于意志。维持困难或费力的行为，特别是在面临挑战和诱惑时，大多需要强大的意志力，持之以恒地从事一项长期目标，如通过课程、职业发展或艰苦的项目，通常归功于个体的坚定意志。当面临可能使人偏离目标的诱惑或干扰时，意志力扮演了关键角色，有意志的个体能够抵制即时满足和分心因素，专注于长期目标。意志力有助于个人遵循社会规范和个人标准，即使在没有外部监督的情况下，这涉及自制力和自我调节能力，使个人能够按照其价值观和道德观行事。在面对压力、失败和逆境时，一个人的意志力决定他们是否能够坚韧不拔地克服困难并坚持到底。改变习惯或生活方式，特别是那些根深蒂固的行为模式，通常需要极大的意志力，努力戒烟、改变饮食习惯或摆脱成瘾行为都需要坚强的意志来对抗习惯性的行为冲动。

意志并不总是决定行为，环境因素、情绪状况、身体健康、认知信念和其他心理动力也会显著影响个体行为。然而，意志力作为推动和维持学习、成长和个人发展的重要因素，对于实现目标、提高自我效能和生活满意度起到重要作用。通过意志力训练和发展相应的技巧，像时间管理、目标设定、情感调节等，可以帮助强化一个人在面对日常挑战时的行为选择和执行。

目标检测

答案解析

一、单选题

1. 人类行为的社会性的特点是（　　）

　　A. 遗传性　　　　　　B. 本能性　　　　　　C. 防御性　　　　　　D. 可塑性

2. 人类行为的生物性行为是（　　）

　　A. 学习行为　　　　　B. 睡眠　　　　　　　C. 绘画　　　　　　　D. 打球

3. 促进健康的行为特征是（　　）

　　A. 稳定性　　　　　　B. 一致性　　　　　　C. 适应性　　　　　　D. 习得性

4. 以下属于危害健康行为的是（　　）

　　A. 适量运动　　　　　B. 饭前便后洗手　　　C. 戒烟　　　　　　　D. C 型行为

5. 人们开始通过对自己、他人、环境、社会进行综合认识，调整自己的行为发展，这是行为发展的（　　）

    A. 被动发展阶段   B. 主动发展阶段

    C. 自主发展阶段   D. 巩固发展阶段

6. 健康相关行为是指（　　）

    A. 与疾病有关的行为   B. 与健康有关的行为

    C. 与健康和或疾病有关的行为   D. 促进健康的行为

7. A 型行为模式是一种与冠心病发生有关的行为模式，下列不属于其核心行为表现的是（　　）

    A. 过分压抑   B. 过度竞争性   C. 时间紧迫感   D. 敌意

二、多选题

1. 下列不属于人类行为发展特点的是（　　）

    A. 连续性   B. 阶段性   C. 目的性   D. 均衡性

2. 下列构成行为基本要素的是（　　）

    A. 行为主体   B. 行为客体   C. 行为手段

    D. 行为条件   E. 行为环境

3. 大学生常见危害健康的行为包括（　　）

    A. 网络依赖   B. 饮食不健康   C. 身体活动不足   D. 心理危害

书网融合……

本章小结   习题

项目三　行为改变理论

任务一　行为建立与改变

⇒ **案例讨论** -

案例　张小姐，25 岁，近年来她的体重持续上升，主因是她有长期吃夜宵的习惯，尤其偏爱吃油炸食品和高糖饮料。因为体重增加，她开始出现健康问题，如疲劳和消化不良，也对自己的外观越来越不满意。尽管尝试了多次自我控制，但每次压力增大或情绪低落时，她仍会选择吃夜宵。为了帮助张小姐克服这个问题，她的朋友建议她尝试接受代币治疗，以此来改变她的饮食习惯。

讨论　1. 解析代币治疗在改变张小姐饮食行为中的应用原理。

　　　　2. 讨论代币治疗的优势和潜在挑战，以及如何保证治疗计划的成功实施。

- -

一、建立行为的方法

1. 塑造　行为塑造是一种心理学方法，通过使用正向强化和逐步逼近的方式来促使个体采取特定的行为。它基于行为主义心理学的原理，认为行为是通过外部刺激和反馈来学习和形成的。

行为塑造的基本原理是将所期望的行为目标分解成一系列小的、可操作的步骤，逐步引导个体从简单的行为开始，逐渐达到目标行为。每当个体完成一个阶段的行为，都会获得正向的强化或奖励，以增加其对该行为的频率和持续性。

2. 行为塑造方法

（1）**物化奖励**　在行为塑造的过程中，选择适当的强化物对求助者进行奖励是关键。强化物可以是有形的，也可以是无形的，针对不同个体给予适当的奖励以促进新行为的产生。

（2）**积极参与**　行为塑造法的应用不仅要求个体的积极参与，还需要医务人员和家属的密切配合，这样才能确保个体朝着最终目标的变化得到及时而适当的强化，使行为越来越接近最终目标。

（3）强化原则　行为塑造法主要涉及强化原则的应用，强化原则在新行为习惯的培育中起着肯定的作用，有时也可以采用惩罚的方法处理个体在新行为塑造中出现的退步，但需要注意同时给予个体鼓励，防止一退再退。

3. 行为塑造过程　是一个逐渐的过程，通常发生在几步之中，每一步都专注于接近目标行为的一个方面。以下是典型的行为塑造过程。

（1）定义目标行为　确定需要达成的行为。

（2）确认初始行为　即个体已有的、与目标行为有关的动作，可以其为基础向目标行为推进。

（3）选择塑造步骤　塑造过程中的各个步骤之间所体现出来的改变应适中，太小会费事，太大可能会导致个体停滞不前。

（4）确定强化刺激物　治疗对象每次达到预期的目的，都要马上对之加以强化，量化刺激的量要适度，以免治疗对象很容易得到满足而不思进取。

（5）实施塑造　从初始行为开始，要对行为的每一个过程都加以强化，直到确保该行为已经习得，然后对这一行为停止强化，转而强化下一个行为。

二、行为改变的方法

1. 自我管理　是指个体主动控制和调节自己的行为、情绪和思维，以实现个人目标，提高效能和适应不同情境的能力。

（1）自我管理的方法

1）设定明确、具体、可量化的目标，分为短期和长期目标。将目标细分为可行的步骤，并设定截止日期，以便跟踪进度和评估成果。

2）制订时间表和优先级，合理分配时间来完成任务和活动。使用时间管理工具，如日程表、待办事项列表等，帮助规划和组织日常活动。

3）注意观察自己的行为和习惯。记录每天的行为、进展和结果，以便回顾和分析，帮助了解自己的表现和发现改进的机会。

4）明确优先事项，集中精力和资源来应对最重要的任务和目标。学会识别紧急与重要的区别，并对紧急且重要的事项给予高度关注。

5）了解自己的情绪，掌握情绪调节技巧，并采取积极的心理态度来应对压力和挑战。

6）提前进行计划和安排，以便在需要时能够快速行动。这涉及提前设定任务、准备所需材料和资源，以避免临时性决策和应对。

7）定期进行自我评估和反思，了解个人的优点和改进的领域。根据反馈寻求改进的方法和机会，并持续追求个人成长和发展。

（2）自我调节的过程　自我调节是指个体通过自我反思和行动，调整自己的情绪、行为和思维方式，以适应不同的情境和达到个人目标的过程。自我调节既是一种心理状态，也是一种心理过程，包括自我监察、自我评价、自我强化三个阶段，具有递进的性质。

1）自我监察　是指个体对自己的行为、情绪、思维和表现进行观察、评估和反思的过程。它涉及对自身的注意力和意识的引导，以了解自己在不同情境下的反应和表现，并进行自我评估以达到增强自我认知和实现自我改进的目的。

2）自我评价　是指个体对自己的能力、行为、表现和特点进行客观或主观的评估和判断的过程。它是个体对自身进行自我认知和自我反思的一种方式，可以帮助个体更清晰地了解自己的优点、弱点和成长方向。

3）自我强化　是指个体通过给予自己奖励或积极激励来增强、巩固或提高自己的行为、能力或表现的过程。它是一种自我激励的策略，可以帮助个体实现目标，改善自我形象，并增强内在动力和自我效能感。

2. 代币治疗　是一种心理治疗方法，它利用代币或符号物品来帮助个体表达和处理情感、经历和内心体验。这些代币可以是具体的物品，如石块、图画、符号牌等，也可以是抽象的符号、图案或记号。

代币治疗在饮食行为中的应用。

（1）个体可以通过设定饮食方面的目标　例如每天摄入一定量的水果和蔬菜，或者限制糖分和高脂食物的摄入量。当个体达到这些目标时，可以给予自己代币作为奖励，以提供积极反馈和激励。例如，可以为每个目标设定一个代币，并在完成后放入奖励容器中，个体可以看到积累的代币数量，增强自我满足感和成就感。

（2）个体可以使用代币来视觉化监控饮食行为　例如，可以使用代币来代表不同种类的食物或饮料，然后将代币放置到相应的容器或图表中，以显示每种食物的消耗量。这样的视觉化监控有助于个体更清楚地看到自己的饮食习惯和摄入情况，以便进行必要的调整和管理。

（3）个体可以使用代币来增强意识和自我反思　例如，在每次进食后，个体可以选择一个代币来代表自己的饮食选择和满足程度，并将其放置在一个容器中，以记录和反映自己的感受。这种代币的使用促使个体更加注意和关注自己的饮食行为和情感体验，从而加深对于饮食习惯和满足感的认识。

（4）冲突解决和情绪管理　代币可以用于帮助个体处理饮食冲突和情绪管理。例如，个体可以选择代币来代表不同的情绪状态，然后根据自己的实际体验和感受，将代币放置在不同的容器中，以反映不同的情绪状态与饮食之间的关联。这种代币的使用有助于个体更清楚地理解自己的情绪和饮食之间的互动关系，从而提高情绪管理和应对能力。

知识链接

代币治疗的优点

代币治疗可以在目标行为出现之后立即进行强化，并且代币管制结构严谨，期待的目标行为常常可以得到更一致的强化。代币是广泛的虚拟强化物，它可以与各类实际强化物结合，可以应用于各类情景和时间，而且便于分发和收集。由于代币强化便于量化，因此不同的行为可以得到更多或更少的强化。

3. 行为契约　指的是与自己或他人之间达成的一种书面或口头的协议，旨在帮助个体改变或控制特定行为，并达到设定的目标。行为契约通常用于自我管理、行为改变、习惯养成、问题解决等方面。

（1）单方契约　求助者一方（也就是个体）与契约管理者一方（可能是自己或他人）之间达成协议，通过安排强化或惩罚计划来实现目标。单方契约常用于个人想要减少非期望行为。

（2）双方契约　指的是由两方或多方参与的协议，各方都有责任和义务。在这种情况下，双方都达成共识，承担一定的责任和义务，以实现共同的目标。

4. 认知行为疗法　是一种以帮助个体改变错误的思考方式和行为模式为核心的心理治疗方法。它基于认知心理学和行为主义原理，旨在通过重塑认知和行为来改变个体的情绪、行为和心理健康问题。认知行为疗法的主要方法如下。

（1）认知重构　是认知行为疗法中最主要的方法之一。它的目标是帮助个体识别并纠正负面或不合理的思维模式，以更客观和积极的方式看待自己和周围的世界。这包括：个体学习识别负面思维模式，如过度一般化、放大、黑白思维等，并通过提供证据和替代观点来挑战这些思维，并转变为更合理和积极的思考方式；核心信念是个体对自己、他人和世界的基本信念；设计实验性任务和反思练习，帮助个体收集并评估与负面思维模式相关的证据，进一步验证或挑战他们的负面思维。

（2）行为实验与曝光练习　通过实践和经验来改变行为，行为实验和曝光练习是帮助个体面对他们恐惧和回避的情境或刺激，以便逐渐降低其不适应性反应并建立新的适应性反应。这包括通过设计实验，鼓励个体尝试新的行为和思维方式，并收集关于这些行为和思维的反馈信息，以验证其有效性和适应性；对于恐惧、焦虑和创伤后应激障碍等问题，曝光练习是一种常用的技术，它通过逐步暴露个体于他们害怕的刺激或情境，以减少对这些刺激的恐惧或回避反应。

（3）解决问题和生活技能训练　认知行为疗法也包括教授个体具体的问题解决技巧和生活技能，以帮助他们应对生活中的挑战和困难，这可以包括：帮助个体更好地定义和理解问题，并将其细化为可以控制和解决的明确部分；通过分析和评估可行的解决方案，帮助个体制订解决问题的计划和策略；帮助个体制订具体的行动步骤，并设定目标和时间表以追踪进展。

任务二　个体行为改变理论

⇒ 案例讨论

　　案例　李女士，32岁，工作繁忙压力大，经常加班到很晚，生活方式以久坐为主。最近她参加了公司组织的健康检查，结果显示她的胆固醇水平偏高，并有预高血压的趋势。检查后，医生建议她改善饮食习惯，并开始进行规律的体育活动来降低健康风险。李女士意识到需要改变自己的生活方式，尤其是进行体育锻炼来改善健康状况。然而，她对如何在忙碌的工作日程中安排锻炼、如何开始和坚持锻炼计划感到迷茫和挑战重重。在改变生活习惯的需求和可能面临的困难之间，她感到矛盾和犹豫。

　　讨论　1. 李女士开始和维持规律锻炼的最大障碍是什么？

　　　　　　2. 考虑到李女士的情况，你会采取哪种心理理论进行干预，以帮助她开始并坚持锻炼？

一、知信行理论

1. 知信行理论的内容　知信行理论是行为改变的理论之一，来源于认知理论，最早由英国心理学家科斯特（A. Koestl）在20世纪60年代提出。知信行理论，也称为知行合一模式，是一个知识转化的理论模型。它强调将知识转化为实际行动，即将知识的获取、信任与实践相结合，实现知识的有效应用和行为的持续改变。

　　在知信行理论中，"知"指知识和学习，"信"指信念和态度，"行"指行为。该理论认为知识和学习是态度和行为改变的基础，信念和态度是行为改变的动力，行为改变是目标。知信行理论将人们的行为改变分为获取知识、产生信念及形成行为三个连续过程（图3-1）。知识是行为改变的必要条件（但不是充分条件），通过学习来获取健康有关的知识和技能。个体通过学习健康知识和技能，确立正确的信念和态度，将已经掌握的知识和认同的态度付之行动，从而形成健康的行为，最终提升自身的健康水平。

该模式基于以下三个基本要素。

知：知识是指具体的科学理论、研究成果、专业指南等，它通过教育、培训、研究等途径传递给个体。个体通过获取知识来了解问题和解决方案。

信：信指个体对知识的认同与接受程度，是对知识的信任和相信。个体需要相信知识的正确性、可靠性和有效性，才能在行动中对其进行应用。

行：行动是指基于知识和信任而采取的实际行动和实践。个体通过行动将知识应用于实际生活中，并实现行为的改变和目标的达成。

该理论模式认为，行为的转变是由知识到态度再到行为的转变。首先要具备一定的健康保健知识，再有良好的态度（或依从性），才有可能实现这种转变，只有掌握一定程度的知识，才能使态度转变及采取合理的行为成为可能。行为的改变有两个关键的步骤：确立信念和改变态度。态度是行为的前奏，要改变行为必先转变态度，但影响态度转变的因素有很多。

图 3-1 知识对行为改变的影响

（1）信息的权威性　信息的权威性、可靠性越强，号召力越大，说服力越强，态度转变的可能性越大。

（2）传播的效能　传播的感染力越强，越能激发和唤起受传者的感情，态度转变的可能性越大。

（3）"恐惧"因素　恐慌使人感到事态的严重性，如利用疾病的严重后果和人们对死亡的恐惧感进行健康教育。但如使用不当，会使受传者产生逆反心理。

（4）行为效果和效益　行为改变者所获得的效益常会促使信心不足者转变态度。研究表明，人们只有看到效果才会更加坚持行为。

知信行理论模式直观明了，应用广泛，但在实践中发现，要使获得的知识和信息最终转化为行为的改变，仍然是一个漫长而复杂的过程，因为知识（信息）是行为改变的必要条件，但不一定能直接导致行为的改变。知识、信念和行为之间并不是简单的线性逻辑关系，常出现"知而不行"的情况，例如人们在接触到营养相关知识后，发现这些知识对自己帮助不大，或者不信任这些知识的权威性，又或者不能持之以恒，这些原因都会导致人们抛弃已有知识，从而导致人们行为转变的失败。只有全面掌握知、信、行转变的过程，及时有效地消除不利因素，才能促进行为的转变，其中，确立信念和改变态度影响因素最多，我们可以从确立信念和改变态度入手，促进知信行的转变。通常采取以下措施促进态度的转变：①促进信念建立，适时、适当地提高信息的权威性、增强传播效能、利用个体的恐惧心理，有利于态度的转变；②针对性干预，针对知而不行、明知故犯者，分析影响其行为的原因，有的放矢地采取不同的干预措施，还可以借助政策法律、公众舆论以及公共场合秩序等外力促进态度和行为的转变；③依法采取强制措施，根据"服从、同化、内化"态度概念三阶段理论，对于严重危害社会的行为，可以依法采取强制的措施促进态度的转变。

2. 知信行理论应用案例——基于知信行理论，促进高校食堂员工"三减"

为评估干预措施对"三减"（"减盐、减油、减糖"的简称）知信行的影响情况，在山东省选取某高校全部 8 个校区 14 个食堂全体员工为研究对象。设计、编制一套效果良好的自编知信行问卷。通过干预前、后两次知信行问卷调查，采集食堂员工"三减"相关知识、态度、行为信息；通过干预前、

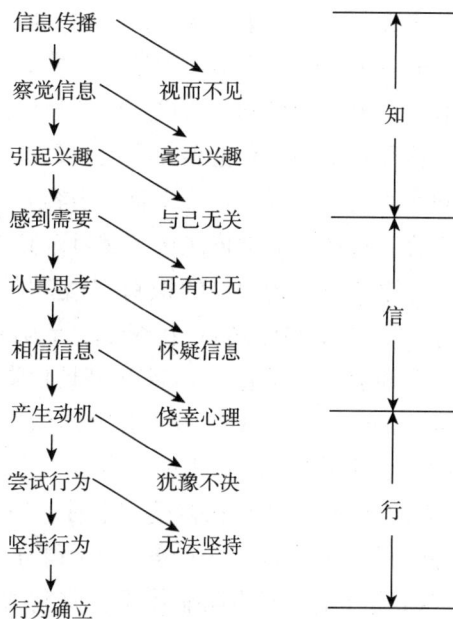

后两次查账称重,采集食堂内盐、油、糖消耗量信息。针对该食堂现况,制订并实施3个月有针对性的综合干预措施,包括现场集中培训、发放"三减"核心信息资料、发放盐勺、控油壶、糖匙等盐油糖定量工具、现场指导和微信推送营养教育信息。

问卷设置主要结合世界卫生组织、国家卫生健康委员会及国务院颁发的各种涉及盐、油、糖指导性或政策性的文件,以及相关文献,内容分为知识部分、态度部分、行为部分共三大方面,各部分内容中按照减盐、减油、减糖依次设定题目。其中知识部分从盐、油、糖的推荐摄入量、过量摄入对健康的危害、盐油糖含量高的食物的识别、相应的需要关注的健康知识点四个角度进行条目设定,知识部分共19个条目,态度部分共11个条目,行为部分共18个条目,每部分中减盐、减油、减糖相关条赋分分值相同。干预前,被调查的1044名高校食堂工作人员"三减"营养健康知识得分平均28.25分(满分为50分),说明其"三减"相关健康知识较为匮乏;对待"三减"的态度积极性不高,平均得分仅为19.34分(满分40分);相关行为与"三减"倡导的健康生活方式相比亦有很大差距,得分仅为28.06分(满分50分)。干预组接受3个月后的综合干预,食堂员工"三减"营养健康知识平均得分为36.67分,态度平均得分为20.98分,行为得分为32.87分,均比干预前有提高,说明干预对改善高校食堂员工"三减"知信行具有明显作用。研究结果显示,文化程度、性别、婚姻状况等因素会影响食堂员工"三减"知信行得分,文化程度越高者,其包括健康知识在内的科学素养相对较高,可以解释其"三减"知信行得分越高。性别、婚姻状况、年龄也是食堂员工知、信、行状况的影响因素,这反映出被调查者烹饪行为的参与度或兴趣、膳食关注度也影响到了"三减"知信行状况。因此,对被调查对象必须要进行"三减"营养健康教育,创造"三减"健康膳食氛围,实现被调查对象从被动接收健康知识、理念,并开展一些被动式"三减"行为,到主动吸收内化健康知识、理念、主动践行一些"三减"行为的转变。另外,根据食堂盐、油、糖供应的来源调查,食堂膳食中油和糖的来源较单一,但是,盐(钠)来自高盐调味品的比例较高,且食堂菜品烹饪中使用到的高盐调味品种类丰富。因此在干预过程中,必须把高盐调味品含盐量之高向食堂员工宣传讲解到位,必须把加入高盐调味品后可以少加或者不加食用盐这个知识普及到位。

二、健康信念模式

1. 健康信念模式的内容 健康信念模式是最早用于个体健康行为阐释的理论模型之一,该理论诞生于20世纪50年代,由美国心理学家Rosenstock首先提出并由Becker和Maiman加以修订而成。健康信念模式是一种心理学理论模型,用于解释和预测人们在决定是否采取健康相关行为时所依据的信念和态度。健康信念模式把行为的影响因素归结于人们是否意识到某种行为后果的危险性、严重性和易感性,通过提高这些认知,促使人们产生改变危害健康行为或养成促进健康行为的信念,帮助人们获得克服行为障碍的信心和自我效能感,最终改变行为,保护和促进健康。

健康信念模式的前提是人们相信:个体易受某种疾病的影响,这种情况可能会带来严重后果;个体可以采取的行动有助于减少疾病的威胁;采取行动是有益处的;个体认为的障碍被益处所抵消,不足以阻碍行动。

健康信念模式主要关注个体对健康问题的感知、自我效能和行为障碍的认识以及感知的健康利益等因素。主要包括五个维度,如图3-2所示。

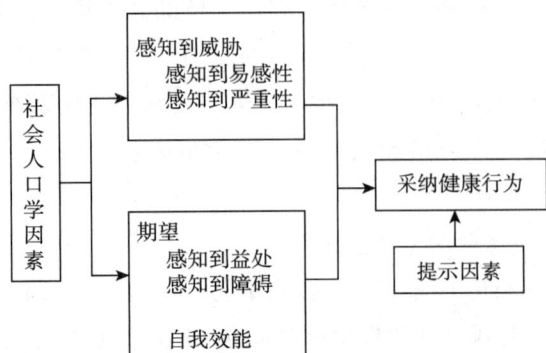

图3-2 健康信念模式框架

（1）对疾病威胁的感知 包括对疾病易感性的感知和对疾病严重性的感知。对疾病易感性和严重性的感知程度高，即对疾病危险的感知程度高，是促使人们产生行为动机的直接原因。

1）对疾病易感性的感知 指个体对自身患某种疾病或出现某种健康问题可能性的判断。人们越是感到自己患某疾病的可能性大，就越有可能采取行动避免疾病的发生。

2）对疾病严重性的感知 指个体对罹患某种疾病的严重性的看法，包括人们对疾病引起的临床后果的判断，如死亡、伤残、疼痛等；对疾病引起的社会后果的判断，如影响工作、家庭生活、人际关系等。后果越严重，就越可能采纳健康行为，以防止严重健康问题的发生。

（2）对健康行为的益处和障碍感知 个体对采纳某种健康行为益处和障碍的感知，即对采纳或放弃某种行为能带来的益处和障碍的主观判断，对其利弊进行比较与权衡。

1）对健康行为益处的感知 指个体对采纳或放弃某种行为后能带来的益处的主观判断，包括能否有效预防该疾病，能否减轻病痛及减少疾病产生的社会影响等。只有当人们认识到自己的行为有效时，才会自觉地采取行动。

2）对健康行为障碍的感知 指人体对采纳健康行为会面临的障碍的主观判断，包括行为复杂、时间花费及经济负担等。如果感觉到障碍多，会阻碍个体对健康行为的采纳。

因此，个体对健康行为益处的感知越强，采纳健康行为的障碍越小，个体采纳健康行为的可能性越大。

（3）自我效能 也称为效能期待，是指对自己实施和放弃某行为的能力的自信。个体对自身能力的评价和判断，即是否相信自己有能力控制自己和外在因素而成功采纳健康行为，并取得期望结果。自我效能的重要作用在于当认识到采取某种行动会面临的障碍时，需要有克服障碍的信心和意志，才能完成这种行动，自我效能高的人，更有可能采纳所建议的有益于健康的行为。

对于容易改变的行为，自我效能的作用并不明显，但对于需要长期坚持、存在较多困难和障碍的行为，比如改变饮食习惯、坚持锻炼身体等，自我效能的作用就显得较为重要。

（4）提示因素 指诱导健康行为发生的因素，如传媒活动、他人忠告、医护人员提醒、亲友的疾病经验等。上述因素均可作为预测健康行为发生与否的因素，提示因素越多，个体采纳健康行为的可能性越大。在健康教育实施过程中应重视个体的主观心理过程，并在行为预测的基础上，制订有针对性的健康相关行为干预措施，以改变不利于健康的行为生活方式，增进健康。

（5）其他相关因素 包括人口学因素（年龄、性别、种族）、社会心理学因素（人格、社会地位、同事、团体等）和结构性因素（如个体所具有的对疾病与健康的认识）。如健康知识水平高、经济收入高的个体可能更容易感知，提高健康信念，从而采纳有利健康的行为。

2. 健康信念模式应用 应用健康信念模式的基本思路：一个人采纳或放弃某种健康相关行为取决于这个人是否具有以下条件：感知到威胁；产生一个正面的积极期望；相信专业指导，克服障碍；具有较高的自我效能。该模式适用于降低某种患病风险的行为，如改变不良的饮食习惯。

导致超重或肥胖的危险因素主要有膳食、运动、饮酒等行为因素，行为改变对于预防和治疗超重和肥胖至关重要，其防治措施主要是建立健康的饮食、生活方式。健康信念模式是一个有效且合适的管理体重的工具，利用健康信念模式建立支持性的环境，树立肥胖者的信心，提供健康教育保证肥胖者理解肥胖的危害以及和许多疾病的相关性，可以达到减轻体重的目的。当设计肥胖的行为学干预或进行肥胖的健康教育时，健康信念模式中各部分变量的内容见表3-1。

表 3 – 1　健康信念模式变量内容

变量	内容
对肥胖易感性的感知	是否经常关注体重、是否饮食不平衡、不吃早餐、暴饮暴食、不参加锻炼、长期静坐生活方式等
对肥胖严重程度的感知	肥胖会引起疾病或健康问题、在工作或晋升中受到的歧视、引起自卑感、影响家庭和生活质量等
对采纳所建议行为的益处的感知	减重会降低血压，减少冠心病的发生、建立社会认同感、获得更多的就业机会、改善生活质量
对采纳所建议行为障碍的感知	刚开始低能量膳食人们会感觉饥饿难忍，体育锻炼不容易坚持，没有获取正确健康知识的来源，行为改变与日常生活有冲突等
自我效能	相信自己一定能通过努力，克服障碍，完成减重行动，达到预期健康目标
提示因素	通过网络、电视、广播、期刊、杂志等媒介获得了健康知识，有体重降低或反弹的体验，亲友中有肥胖或肥胖相关疾病患者等

采取健康信念模式在促进减重行为的实践中应遵循以下步骤：首先，应充分让人们对肥胖产生的健康危害感到害怕；其次，使他们坚信积极减重会得到有价值的结果，同时也清醒地认识到减重行为改变过程中可能出现的困难；最后，使他们充满信心能够成功降低体重。

三、行为改变阶段模式

1. 行为改变阶段模式的内容　行为阶段改变理论是由 James Prochaska 和 Carlos Di – clemente 在 20 世纪 80 年代初提出的，综合了有关心理治疗和行为改变的多种理论，因此，该理论又被称为"跨理论模型"。该模式最初来自吸烟行为的干预研究，此后被应用到更为广泛的领域，如酒精和药物滥用、饮食行为干预、久坐生活方式干预等。

行为改变阶段模式认为，人们在作出积极的行为改变时往往会经过一系列的阶段，这些阶段涵盖了从未考虑改变到持久维持新行为的过程，该模式描述了人们在作出行为改变时经历的不同阶段和过程，行为变化一般分为 5 个阶段，成瘾行为一般分为 6 个阶段（增加了终止阶段）。

（1）成瘾行为的 6 个阶段

1）无转变打算阶段　处于这一阶段的人在未来 6 个月内没有改变行为的意向。不打算改变行为的原因主要有以下几种情况：①没有意识到自身行为问题的存在，不知道行为的后果；②尝试过改变，却因失败而丧失信心；③认为没有必要改变。此外，行为改变受生活环境的影响，如周围人的态度和做法会对个人的行为改变产生很大影响，周围人的鼓励、支持、肯定将对个人的行为改变产生积极的影响，反之则会产生消极的影响。

2）打算转变阶段　在未来（6 个月内）打算采取行动，改变危险行为。干预对象已经意识到自己某种行为问题的严重性，也已经清楚改变行为可能带来的益处，但是也清楚要改变现状自己所要付出的代价。这个阶段，干预对象已经考虑对某些特定行为作出改变，但在内心还在进行权衡，处于一种矛盾的心态。

3）准备阶段　将于未来 1 个月内改变行为。干预对象已经完全意识到某个行为问题的严重性，已决定在未来 1 个月内开始采取行动。在这一阶段，人们已经完全放弃不打算进行行为改变的想法，并作出严肃的承诺要进行行为改变，甚至已经有所行动，例如制订了行动计划，参加了健康教育课程。

4）行动阶段　在过去的 6 个月中目标行为已经有所改变。干预对象已采取全面的行为改变行动，但改变后的行为还没有持续 6 个月以上。如肥胖患者已经开始实施减肥计划："我已经开始锻炼""我已经开始清淡饮食"等，但这些行动还没有达到 6 个月以上，还不能认为已经达到减肥的理想标准。这一阶段，需要通过采取强化管理、建立关系、防止出现反复、控制环境刺激物等措施来巩固干预对象的行为改变。

5）维持阶段 新行为状态已经维持 6 个月以上，已达到预期目的。在这个阶段，新行为已经固定下来并成为一种习惯，退回到无准备阶段的风险性降低，环境因素的影响逐步减少，对行为改变的信心在逐步增加。

6）终止阶段 某些成瘾行为中有这个阶段。在这一阶段，干预对象不再受到诱惑，对已有的行为改变保持高度的自信心。

行为阶段改变模式可以帮助营养健康教育工作者了解目标人群的行为改变过程，采取有针对性的措施帮助其进入下一阶段。在无打算转变阶段和打算转变阶段，应重点促使其思考，认识到危险行为的危害、权衡改变行为带来的利弊，从而产生改变行为的意向、动机；在准备阶段，应促使其作出决定，找到替代危险行为的健康行为，可协助拟定行动计划，提供行为改变技能等；在行动阶段和维持阶段，应肯定、激励他们的行为改变，强化其自我效能，同时改变环境来消除或减少危险行为的诱惑、防止行为反复。

行为改变并不是单向线性转变，处于准备期的人们也可能在一段时间后放弃行为改变的想法，回到无打算转变阶段，处于行动阶段的人们也可能不能维持，重新回到准备阶段等。人处在不同阶段，以及从一个阶段过渡到下一个阶段时，都会有不同的心理变化历程。行为阶段改变模式提出了 10 个最常见的变化过程，用以指导行为干预。

（2）最常见的 10 个变化过程

1）意识提高 提高个体对不良行为的原因、结果等问题的认识，促使人们健康意识的觉醒，从而使其觉察到行为需要调整。在实际工作中常应用健康咨询、媒体宣传等方法来达到这一目的。

2）情感唤起或痛苦减轻 缓解伴随不健康行为风险而带来的消极情绪，如恐惧、焦虑、担心等，在行为改变初期会出现一些消极情绪，若干预行为适宜，则会减轻消极情绪并增加积极情绪，促使人们改变行为。

3）自我再评估 个体从认知和情感方面评估自己有某种不良习惯和（或）无某种不良习惯的自我意象的差异，从而认识到行为改变的重要性。健康角色模型、自我意象技术等能够帮助人们进行自我再评估。

4）环境再评估 个体从认知和情感两方面评估保持某些不健康行为或缺乏某些健康行为对周围社会环境的影响，即个体感知自身行为对他人所起到的正面或负面示范作用，如合理膳食对他人的示范作用。移情训练、提供证据和家庭干预等可以用来进行环境再评估。

5）自我解放 个体在建立行为改变信念的同时作出行为改变的承诺和再承诺。例如选择重要的日子当众许诺采纳健康的行为和（或）改变不健康的行为。

6）社会解放 个体意识到有一个尊重和支持有利健康行为的社会环境。在实际工作中可通过改变社会政策和环境来减少束缚人们行为的事件，并增加人们改变行为、促进健康的机会，如社会规范、健康知识宣传、健康政策制定等。

7）反思习惯 个体通过学习，认识到不健康行为习惯的危害，用有利健康的行为取代不健康的行为。

8）求助关系 个体在有利健康行为的形成过程中，通过社会支持网络寻求支持，以帮助自己改变不健康行为。社会的关心、信任、接受和支持能够帮助人们的行为向健康方向转变。

9）强化管理　适时地在一定的行为改变方向上提供结果强化，增加对健康行为的奖励、对危害健康行为的惩罚。研究发现，不健康行为的惩罚效果不佳，行为改变者主要依赖于奖励而不是惩罚。行为转变阶段模式强调行为的协调、自然改变，故结果强化在行为转变过程中非常重要。一些隐蔽或明显的强化措施如群体赞誉、行动契约等，能够促使人们有利于健康的行为的出现和维持。

10）刺激控制　减少或去除不健康行为的暗示，增加强化健康行为的暗示，减少不良行为的复发。

2. 行为改变阶段模式应用　行为改变阶段模式主要是根据患者目前行为状态对其深层次的心理诉求进行剖析，制订与其匹配的针对性宣教策略，可更好地帮助患者逐渐改变自身不良行为，自觉形成健康行为习惯，有利于促进患者病情好转，对提高干预效果、改善疾病预后等方面均产生积极影响。

国内学者基于行为阶段转变理论构建了 2 型糖尿病患者血糖控制方案，形象阐述了行为改变阶段模式的实际应用。

选取 2017 年 2 月—2018 年 8 月某社区收治 108 例 2 型糖尿病患者，随机分为对照组、研究组均 54 例。对照组采用糖尿病常规健康指导方案，研究组应用行为阶段转变理论开展护理工作，对比两组患者血糖控制效果。研究组通过定期集中开展健康宣教活动，了解患者血糖监测、饮食、运动、用药等方面情况的基础上，应用行为改变阶段模式开展随访管理工作。

第一阶段：该阶段为无意图期、意图期，患者心理上以内在改变动机不足为主要表现。加强对患者的健康宣教，使其充分意识到自身行为与病情预后的相关性，告知患者行为改变过程中可能出现的问题及应对措施，使其认识到行为改变后对自身病情的积极影响。

第二阶段：该阶段为准备期、行动期、维持期。在与患者交流过程中注意回馈性倾听，鼓励患者倾诉心声，重新组织患者阐述的语言并进行反馈。通过诱导式发问引导患者阐述对行为改变的认知，采用开放式提问激发患者思考能力，比较患者预期健康目标与当前健康行为的差异，诱导患者分析两者之间的矛盾，激发其自主行为改变动机。对患者的言谈应表现出充分的兴趣，正确表达同理心，使其感受到被支持，达到促进行为改变的作用。与对照组采用糖尿病常规健康指导方案进行对比，研究组护理后的空腹血糖、餐后 2 小时血糖及糖基化血红蛋白水平均低于对照组。

四、理性与计划行为理论

1. 理性与计划行为理论的内容　是理性行为理论和计划行为理论的整合。

（1）理性行为理论　由美国学者 Fishbein M 于 1967 年首次提出。该理论的假设前提是：人们大部分的行为表现都是在自己的意志控制下进行的，而且是"合理的"；人们的行为意向是行为是否发生或转变的直接决定因素。行为意向受个体实施行为的态度和与行为有关的主观规范的影响。

态度由个人对预期行为结果的相信程度和对这个结果的价值判断来决定，当个人对行为结果有正向评价时，对这种行为就会产生积极的态度。主观行为规范是指他人的期望使个人作出特定行为的倾向程度，当一个人的重要他人希望他实施某种行为，而他也愿意听从这个人的意见时，对这种行为的实施就会产生正向的看法。

（2）计划行为理论　在理性行为理论的基础上，加上"自觉行为控制"因素。自觉行为控制是指个人对于完成某行为的困难或容易程度的信念，包括对洞察力和控制力的信念。该信念来自过去的经验和预期的障碍，当一个人认为自身拥有的机会越多，预期的障碍越少时，自觉行为控制因素就越强。

因此，理性与计划行为理论包括"对行为的态度""主观行为规范""自觉行为控制"三部分，三者决定了"行为的意向"和后期的行为改变，人们的一切行为都是人们综合了自身价值判断、他人的看法和社会规范后，经过思考作出的决定。理性与计划行为理论框架如图3-3所示。

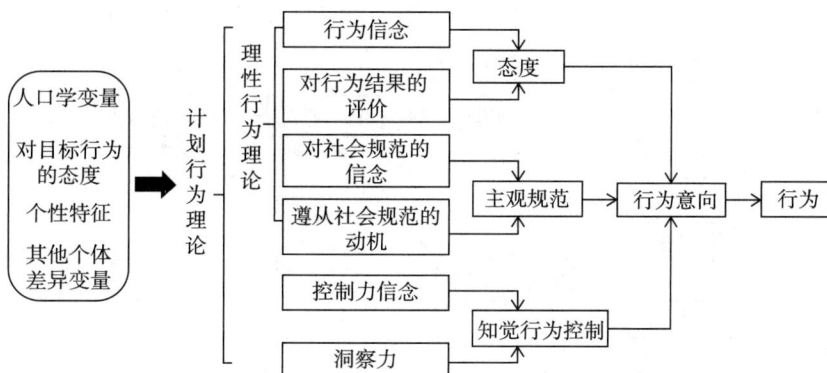

图3-3 理性与计划行为理论框架图

1）行为信念 个体对目标行为结果或者特性的信念，即个体认为采取某种行为可能会产生什么相应的结果。

2）对行为结果的评价 个体对某种行为发生后可能产生的结果或属性的价值判断。

3）态度 个体对特定行为所持有的总体上的正面（支持或赞成）或负面（不支持或反对）的评价。一个人如果坚信实施某行为会得到积极的结果，则会对该行为抱有积极的态度；相反，一个人如果认为某行为会产生负面的结果，则会对该行为持消极的态度。

4）对社会规范的信念 个体感受到有重要影响的他人支持或不支持某行为的信念。

5）遵从社会规范的动机 个体对重要他人的规范意见的依从性，即个体是否愿意遵从重要他人的期望而实施行为的动机。

6）主观规范 个体在决定是否执行某一特定行为时，所感知到的对社会规范的看法和是否愿意遵从规范。它反映的是重要他人（如家人、朋友、医生和领导等）或团体对个体决策的影响。

7）控制力信念 了解实施行为过程中各种有利或不利条件产生的可能性。个体对行为控制可能性的知觉，即个体感知到各种有利或不利于行为实施的因素存在的可能性。

8）洞察力 个体对行为控制难易程度的感知，是一个人对遇到各种影响行为的可能因素的克服能力或执行能力。

9）知觉行为控制 个体对某特定行为容易或困难的感知程度，反映个体过去的经验和预期的阻碍。

10）行为意向 个体采取某项特定行为的可能性或打算，是个体发生行为的意愿。它反映了个体对某项特定行为的主观概率的判定、思想倾向和行为动机，是行为发生最重要、最直接的决定因素。

2. 理性与计划行为理论应用 国内学者基于计划行为理论构建的妊娠期糖尿病患者生活干预方案是对理论的应用与创新。妊娠期糖尿病的产生和进展与不良的生活习惯和依从性缺乏密切相关，对其进行生活方式干预可显著降低血糖水平，改善其脂代谢紊乱，且能明显降低不良妊娠结局的发生和发展。该研究从行为态度、主观规范、知觉行为控制3个维度构建护理干预架构如图3-4所示，基于计划行为理论的妊娠期糖尿病患者实施生活方式干预方案见表3-2。研究结果显示，基于计划行为理论的生活方式干预可有效降低血糖，提高妊娠期糖尿病患者的相关知识、信念与态度、社会支持等方面的自我管理能力。

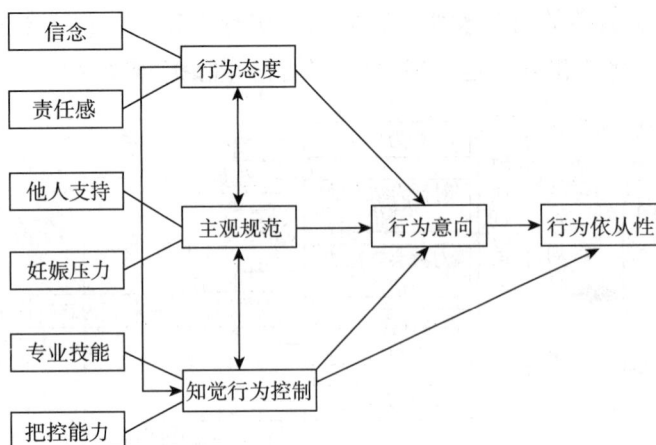

图 3-4 妊娠期糖尿病患者生活方式干预架构图

表 3-2 基于计划行为理论为妊娠期糖尿病患者实施生活方式干预方案

计划行为理论维度	干预内容
行为态度：行为主体对某种行为采取的积极或消极的信念	妊娠期糖尿病健康知识普及，包括妊娠期糖尿病概念、危险因素、临床表现、危害、膳食管理、运动指导、低血糖等并发症相关知识。评价妊娠期糖尿病患者及家属认知，及时纠正错误认知
主观规范：行为主体因重要的人或集体支持而采取特定行为所面对的社会压力感	开设妊娠期妇女课堂，组织患者家属共同参与情绪管理，及时倾听妊娠期糖尿病患者心声，实施正念减压心理放松训练，给予针对性指导
知觉行为控制：行为主体对实践某种行为所遇到的复杂程度认知	血糖正确自我监测训练；对饮食、运动、睡眠、吸烟、心理等生活方式给予针对性、精细化、个体化宣教；与患者共同制订个体化生活方式干预方案

🔗 知识链接

情绪传染理论

情绪传染理论认为人们倾向于自动模仿和同步他人的表情、声音、姿势和动作，交往双方的情绪因此而产生聚合并趋于一致。它发生在我们对情绪有意识理解之前，通过无意识的模仿行为实现，如我们在不知不觉中复制他人的面部表情、声音、姿势和动作，进而感受到相似的情绪状态。

任务三　人际水平行为改变理论

➡ 案例讨论

案例　王先生，45 岁，多年烟民，每天至少抽烟一包。他的大多数朋友和同事都是烟民，抽烟已经成为他们社交互动的一部分。最近，王先生的医生在一次常规体检中警告他，他的肺功能正在受到损害，继续这样下去将面临严重的健康问题。王先生因此非常担忧，并开始考虑戒烟。然而，考虑到他的社交圈和过去多次尝试戒烟未果的经历，他对能否成功戒烟感到极其不确定。此外，他担心戒烟会影响到与烟民朋友的关系。

讨论　1. 人际水平行为改变理论如何解释王先生继续抽烟的行为？

2. 依据人际水平行为改变理论，提出帮助王先生戒烟的干预措施。

个体在由社会关系组成的社会群体中生活，无论是处于生活群体、学习群体还是工作群体，个体总会与他人形成情感关系，形成不同的人际关系和社会网络。应用于人际水平的行为改变理论关键在于人和社会的关系，针对个体在社会环境中习得健康相关行为，是一类设计行为改变干预时常用的理论。

一、社会认知理论

1. 概念 社会认知理论来源于社会学习理论。社会学习理论是指通过观察学习和替代性强化形成行为的过程。

（1）观察学习 个体通过模仿他人而形成的自己行为。

（2）替代性强化 个体感受到他人的行动结果是正向的且令人喜悦的，从而决定也采用相同行为的过程。

社会认知理论主要关注个体在社会环境中学习、认知和行为的相互作用，强调个体通过观察、模仿和自我反思来获取知识和发展技能。

2. 社会认知理论的核心

（1）交互决定论 社会认知理论是一种综合性的人类行为理论，强调人的行为、个人认知因素和社会环境因素之间的相互作用。社会认知理论又被称为"交互决定论"，认为个人的行为既不是仅仅由个人内部心理因素驱动，也不是仅仅由外部刺激控制，而是"行为因素、个人认知因素、环境因素"三者之间的动态相互作用决定的，个人认知可以改变其行为，限制其周围环境的变化，个人行为也受到认知水平及所处环境的制约，而周围环境的改变也会作用于个人认知水平及其行为。

（2）观察学习 人类大多数的行为都是通过观察学习形成的，人类会在没有奖励和逼迫下，自主进行观察形成记忆，最终形成自己的行为。个体仅仅通过观察别人的行为，就可以达到学习的目的。观察学习主要通过刺激、强化、认知三个方面进行调整和维持。

观察学习需要以下条件：需要引起学习者的注意，才能使其接受有关的外界刺激并加以学习；学习者要将观察的行为保存在记忆中，可以在相应的情境中进行模仿；学习者需要具备言语和动作能力，才可以进行模仿；学习者需要有适当的动机，有目的地进行观察学习；应在实施正确行为后加以强化。

（3）自我效能 是一种信念，是对能力的自我认识，即是否相信自己能在特定的环境中有效实施行为。自我效能影响人们的知觉、动机、行动及其效果，也影响着环境。个体对某种行为的自我效能越高，其实施该行为的意愿就越强。自我效能可以在行为实践、能力训练和强化刺激下逐渐增强。

3. 社会认知理论应用 国内学者基于社会认知理论构建了老年高血压患者家庭支持干预方案，该研究从建立家庭支持规范、提升家庭成员支持强度、创造良好舆论氛围三个方面提升家庭支持。其中，利用线上打卡、设立目标值帮助家庭建立规范；采取健康教育、家庭访视提升家庭成员支持强度；通过经验分享、言语鼓励等措施创造良好的家庭舆论氛围，激发高血压患者及其家庭的健康责任。结果显示，基于社会认知理论构建的家庭支持干预方案可以提高老年高血压患者健康素养，增强家庭支持，提升自我护理能力，验证了家庭支持干预方案，对家庭支持、健康素养及自我护理能力的影响。结果显示，实施家庭支持干预方案后，老年高血压患者的健康素养及其各维度、自我护理能力及其各维度、家庭支持以及血压值均比社区常规护理有更显著的改善。

二、社会网络与社会支持理论

1. 概念

（1）社会网络 是人们之间的互动和联系，是围绕个人的社会关系网，社会关系可以是家庭关系、友谊关系、同事关系、社交媒体关系等。社会网络不仅仅是个体与周围人的直接联系，还包括个体与这些联系人之间的信息传递和资源交流。

（2）社会支持 是个体通过社会网络获得的各种形式的帮助、关心、理解和情感支持。社会支持可以包括实质性支持（如物质援助、帮助解决问题）、情感支持（如情感安慰、鼓励）和信息支持（如提供建议、信息分享）等。社会支持对个体的心理健康、身体健康和应对能力具有积极影响。

2. 社会网络与社会支持理论的内容 拥有良好的社会网络和社会支持，有助于人们获得陪伴、归属感和亲密感，即使存在压力，社会支持也将改善压力状态，促进精神和身体健康。同时，一个健康的人，不仅可以维持原有的社会网络，还可以建立新的社会网络，获得更多的社会支持。在社会网络中，成员之间可以提供各种帮助，给予情感支持或评价支持，提高自我效能、解决问题的能力，减少压力带来的不安全感。当一个人处于积极状态的社会网络中，并且拥有较多的社会支持时，可以减少暴露于压力源的时间，社会网络和社会支持可以增强其对压力的应对能力。组织和社区拥有较多资源可以帮助巩固现有的社会资源以及建立新的社会网络，并增加成员之间的社会支持，使得组织和社区在面临问题时有更强的解决问题的能力。

对不同的人，在不同的需求和环境，要提供不同的社会支持。现有五种社会网络和社会支持的干预形式：增强现存社会网络的联系；发展新的社会网络联系；通过普通帮助者或社区卫生服务人员增强社会网络；通过社区能力建设和问题解决过程增强网络；前四种干预形式的综合运用。

> 🔗 **知识链接**
>
> ### 差序格局
>
> 费孝通提出的"差序格局"概念，形象地概括了中国传统社会的社会结构和人际关系的特点。"差序格局"指的是发生在亲属关系、地缘关系等社会关系中，以自己为中心，像水波纹一样推及开，愈推愈远、愈推愈薄且能放能收、能伸能缩的社会格局，且它随自己所处时空的变化而产生不同的圈子。"差序格局"揭示了中国社会的人际关系是以己为中心，逐渐向外推移的，表明了自己和他人关系的亲疏远近。

3. 社会网络与社会支持理论应用 国内学者基于社会网络理论，分析优化健康知识传播的社会网络要素及城市老年人群社会网络结构特点。城市老年人群的交往存在区域性，区域内老年群体社会网络的网络密度较低，存在部分弱联结，健康知识在这类网络中的传播效率较低。建议通过组建老年人健康互助小组、重点教育关键人物、组建跨社区线上交流平台等措施，促进城市老年群体健康知识传播，优化老年健康教育效果。

以社区为单位进行老年健康教育。城市老年人交往具有明显的区域化特征，其社会网络是成块分布。社区作为城市老年人集中活动的主要场所，也是提供老年人健康教育服务的主要单位。以社区为单位进行老年健康教育，具有极大的作用范围，带来的健康效益及效率都是值得期待的。组建老年人健康互助小组。社会网络的网络密度与网络成员之间的联结成呈相关，增加网络密度可以促进健康知识的传播。健康教育者可以按地区或疾病类型组建老年人健康互助小组进行健康教育，通过互助小组引导老年人扩大社交领域，增加人际交往，丰富精神生活，并且可以通过学习健康知识，对生活方式进行管理，预防老年慢性病的发生。对关键人物进行个性化健康教育。社会网络中关键人物的特性多体现在生理特征和教育背景、智力、情感和情绪控制力、领导技能等方面，具体在于与他人接触的机会多、对他人的依赖少、知识获得途径宽、控制和影响他人的能力强等。关键人物在社会网络中占有重要的网络位置，可以促进健康知识在整个社区网络中的高效传播。建立线上跨区域老年群体健康交流平台。利用发达的网络信息传播技术，建立固定的线上跨区域老年群体健康交流平台，增加区域间老年群体的弱联结。

任务四　群体行为改变理论

⇒ **案例讨论** -

　　案例　陈小姐，30 岁，是一名上班族，工作环境中的快节奏和高压力造成了她的不良饮食习惯，如频繁消费快餐、高糖饮料等。最近她发现自己体重明显增加，感到身体变得越来越沉重，她开始担忧自己的健康状况。陈小姐意识到需要改变这些不良的饮食习惯，但发现这在她的工作环境和朋友圈中尤其困难，因为她所在的圈子大多数人都有类似的生活方式。陈小姐的团队中有一个"健康小组"，该小组鼓励成员一起吃健康餐、进行锻炼等，但她一直犹豫着是否应该加入。

　　讨论　1. 群体行为改变理论如何解释陈小姐不良饮食习惯的持续和改变的难度？

　　　　　　2. 依据群体行为改变理论，提出帮助陈小姐改变不良饮食行为的干预措施。

- -

一、创新扩散理论

　　创新扩散理论是指一项创新（新观念、新事物或新方法）通过一定传播渠道在社区或某个人群内扩散，逐渐被社区成员或该人群成员所了解与采纳的过程。在创新扩散的过程中，一种创新的普及需要一定的时间，而进行创新扩散研究正是为了加快其传播。

　　1. 创新扩散理论的要素

　　（1）创新　指的是一种新思想、新理念、新政策、新突破、新事物、新方法等，其新颖性包括三个方面：所含的专业知识、本身的说服力以及被人们接纳的程度。创新扩散理论主要研究新事物的传播与特性，涉及新事物在一个社会系统内的传播过程、传播渠道和社会系统成员对新事物的采纳情况等。

　　（2）传播渠道　传播是为了相互理解而制作、传递和分享创新信息的过程，包括确定对目标人群和创新而言最佳的传播系统和渠道。不同于其他传播，创新传播对于接纳者来说存在着新奇性和未知性。创新扩散的传播渠道包括大众传播媒体和人际关系渠道。大众传播媒体主要包括电视、报纸、广播、互联网等，具有高效快捷的特点。人际关系渠道是指两个个体或多个个体面对面进行交流，说服他人接受该创新的一种方法。

　　在创新扩散的过程中，大众传播媒体能够使一项创新快速、有效地被更多人了解和接纳，让大众知道创新的存在。人际关系渠道在说服他人接受和使用新事物方面效果更好。因此，大众传播媒体渠道在知识传播、广而告之方面作用最佳，人际关系渠道在改变受众态度和行为决策方面作用最佳，两者结合是创新扩散的最有效途径。

　　（3）时间　是创新扩散中一个很重要的因素，影响个体创新的决策过程、社会系统成员创新性的衡量，以及创新扩散的速度和模式。扩散速度是指社会系统成员接受并接纳该创新所需要的时间，受创新本身和社会系统等因素影响。扩散模式是指累计采纳创新的成员比例随时间变化的过程。创新扩散是一个过程，可以用时间进行衡量，社会成员的创新性可以用采纳创新时间的早晚来评价。

　　（4）社会系统　是一组有着同样目标、相互联系、面临同样问题的团体集合。社会系统可以是个体、非正式或正式的群体，以及相关联系并解决共同问题的以达到相应目标的组织。在创新扩散中，社会系统的结构、规则以及其中的舆论领袖起着重要作用。

1）社会结构　指社会系统中各个单位的规则排列，是根据社会需要自然而然形成或人为建立起来的，具有规律性、复杂性、整体性、层次性、相对稳定性等特点，当系统成员个体特征相似的情况下，社会结构对创新的采纳和扩散会产生不同的影响。

2）社会规则　是人们在社会生存中必须遵从的习惯、方法以及需要认同的规矩，是社会成员的行为指导。社会规则不是一成不变的，会随着时代变迁而改变。社会规则会推动社会发展，也会阻碍社会发展。

3）舆论领袖　是能够影响别人态度、改变别人行为的个人，具有较高的社会经济地位。他们在社会结构中处于人际交流网络的中心，其影响范围很广，一项创新被舆论领袖接纳后，让其传播给其他人，扩散速度会比直接传播给个人更快。

2. 创新扩散的过程　一个个体或其他决策单位采纳一项创新一般需要五个连续的阶段：认知、劝说、决策、实施、确认。

（1）认知阶段　个体刚刚接触创新，开始意识到创新的存在，但对创新的相关知识了解得不多。通常，文化程度越高、社会经济地位越高、接触的大众媒体越多、参与的社会活动越多，就越能接受创新的存在。该阶段是创新决策过程的开始。

（2）劝说阶段　目标群体的态度转变对于创新的采纳非常重要，劝说阶段最重要的是使目标人群对创新产生坚定和积极的态度。一般，经过专业设计和包装的创新，在大众媒体的宣传下，会形成强大的吸引力，起到说服的作用。

（3）决策阶段　目标人群在经过劝说之后，就要作出是否接纳创新的决策。在这个阶段，个体如果有舆论领袖的支持，或者得到一个免费试用的机会，就更容易作出接纳创新的决定。

（4）实施阶段　也称初步采纳或尝试创新的阶段。在这一阶段，最重要的是提高人群的自我效能，积极推行创新试验。处于该阶段的目标人群会根据自身的目的和需要改进或调整创新，使其更加满足自身的需要。

（5）确认阶段　在该阶段目标人群作出是否长期使用该创新的决定，即创新得以持续地应用或实施。在这一阶段，最重要的是强化，强化可以是物质强化也可以是精神强化，为采纳者提供支持性的信息。

3. 采纳者的类别

（1）创新者　是最早采纳新创新的一小部分人群。他们通常对创新持有较高的风险承受能力和探索冒险精神。创新者对于新创新的采纳往往不依赖他人的意见，而是凭借自身的判断和直觉。

（2）早期采纳者　是在创新者之后采纳新创新的一群人。与创新者相比，早期采纳者更加重视社交和人际关系的影响。他们通常是意见领袖和社交网络中的重要成员，能够为其他人提供有关创新的信息和建议。

（3）早期多数　是一个相对中间的采纳者群体。他们需要一些时间来观察和评估新创新的效果和结果。早期多数采纳者是社会中相对保守的一部分，他们通常会在确定创新的相对优势和好处后才作出采纳决策。

（4）后期多数　是一个相对保守的采纳者群体，晚于大多数人采纳新创新。他们通常需要更多证据和相对稳定的市场接受度才会采纳新创新。对于后期多数来说，他们采纳新创新主要是出于社会压力或市场竞争的需要。

（5）滞后者 是最晚采纳新创新的人群。他们通常对新创新持怀疑或抵制态度，更加保守和顽固。滞后者的采纳行为往往是出于强制性的需求或纯粹的逼不得已。

4. 创新扩散理论应用 创新扩散理论在国际上已广泛应用于健康教育领域研究，国内对于该理论的应用也日趋成熟。

国内学者已将创新扩散理论应用于糖尿病前期的自我管理中，该研究抽取 80 例糖尿病前期患者作为实验研究对象，随机分为对照组和干预组，对照组给予常规健康教育，干预组在对照组基础上给予基于创新扩散理论制订的健康教育干预方案见表 3-3。对两组研究对象干预前、干预 1 个月后和 3 个月后收集的糖尿病前期患者疾病知识问卷得分、糖尿病前期自我管理量表各维度得分及总分进行数据分析。研究结果显示，基于创新扩散理论的健康教育可以提高糖尿病前期患者疾病知识水平，干预效果优于常规健康教育。在健康观念维度、自我效能维度、饮食管理维度、运动管理维度、依从性管理维度得分及量表总得分上显著优于对照组。由此可见基于创新扩散理论的健康教育可以改善糖尿病前期患者血糖水平，干预效果优于常规健康教育。

表 3-3 健康教育干预方案

阶段	理论基础	干预方案
认知	接触创新并略知其如何运作	收集检查结果和问卷调查结果，评估研究对象各项指标，并介绍糖尿病前期自我管理干预方案
说服	创新态度形成	围绕糖尿病前期自我管理九大维度进行系统化的健康教育（个体教育）；糖尿病前期相关知识扩散
决策	确定采用或拒绝创新活动	研究对象确定进行糖尿病前期自我管理，拒绝时再次强化说服
实施	投入创新运用	根据研究对象制订个性化的自我管理计划，并指导其执行，在此期间继续糖尿病前期相关知识扩散（远程教育）
确认	强化或撤回创新活动	电话随访评估干预效果，调整干预方案

二、社区组织理论

1. 概念 社区组织理论来源于生态学、社会系统论、社会网络和社会支持等理论，强调社区组织对识别、评估和解决人群健康问题的作用，动员区域内资源共同实现目标。该理论由若干理论模型构成，可分为区域发展、社会计划和社会行动三部分，且在实际应用中交叉结合。

（1）区域发展 是一个过程导向性模型，鼓励社区居民积极参与、识别并解决自己所面临的问题。只要社区内多数人参与决策与社区活动，就能实现社区发展。该模型注重挖掘与培养领导人物，强调共识和协作、发展舆论、能力建设和任务取向，在此基础上，外部力量的协调和帮助也是促进其成功的重要环节。

（2）社会计划 是一个问题导向性模型，要求不同层级的人员和组织参与其中，包括社区内部成员和外部专家，共同处理社会问题，除提供技术帮助外，主要提出任务目标和实质性问题的解决方案。该模型强调根据实证经验解决社区问题。

（3）社会行动 既包括问题导向又包括过程导向，主要针对解决问题能力的提高和对于社会弱势群体的救助。其问题的解决涉及居民的集体意识和行动能力。

2. 社区组织理论的核心 社区组织理论的核心概念在于增权，WHO 将增权定义为"人们获得自己控制、决定及行动去影响自己健康过程的自主能力"，并且强调建立个人潜能。增权涵盖了个体、人际关系、社会参与三个层面的社会活动。通过增权激发个人及群体的管理意识及能力，掌握社区的命运，真正成为社区的主人。

体现增权的关键是忧患意识的树立。人们采取良好行为或放弃有害行为的可能性往往取决于三种认知，即对危险处境的预期、对行为改变减少威胁的预期以及对采取积极行动或抑制危险习惯的预期。风险知觉、情境及结果预期间的关系可表述为：

R（risk perception）＝S（situation expectancies）－O（outcome expectancies）。

社区组织理论以此为出发点，利用忧患意识、参与意识、集体意识及有效的社会网络，鼓励个人和组织在复杂的社会背景下，围绕需要和问题，通过个体努力及有效联合，从而培养共同兴趣，提升各方能力，改善现有条件，合理利用资源，最终实现共同目标。

3. 社区组织理论应用　国内学者基于社区组织理论所构建的老年人"SMG"健康管理模式便是对该理论的应用与创新。该研究以空巢老人为研究对象，将社区组织理论引入健康管理，提出构建集自我管理、互助管理、团体管理为一体的"SMG"健康管理模式。三类管理虽涵盖范围有所不同，但核心目的均聚焦于提升被管理者的自我效能，这恰是社区组织理论与健康管理的关键所在。

由于空巢老人群体的特殊性，单纯的管理方式很难达到预期效果。基于前期调研及研究结果，本研究将健康管理分为三个层次递进实施，从而实现"SMG"管理模式，发挥最佳健康管理效果。

第一层：针对空巢老人个体，培养其自我健康管理意识与管理能力，如自我保健意识、主动就医意识，自我健康评估能力、自助医疗设备使用能力等。

第二层：在前一层的基础上，培养空巢老人互助健康管理意识与管理能力，将同社区内的空巢老人按社会网络关系配对结伴，结合点可根据情感亲疏、居家距离、年龄、性别等进行选择，必要时可引入志愿者或社会工作服务人员参与配对，形成互助管理。

第三层：在前两层的基础上，实施团体健康管理。团体可按病种或社区划分，由于其成员常面临着共同的健康问题，因此对实施某些特定目标也会有着共同的兴趣，这也为团体健康管理的实施奠定了良好基础。在整个"SMG"健康管理过程中，研究人员及社区工作人员主要扮演健康管理指导者的角色，辅助三类管理的实施与开展。社区空巢老人得到充分"授权"，以"主人翁"的态度了解并解决自身及社区健康问题，实现自我效能的最大化。

目标检测

答案解析

一、单选题

1. 下列关于知信行理论模式的叙述，不正确的是（　）

　A. "知"是知识，"信"是正确的信念，"行"指的是行动

　B. 行为改变的关键步骤是确立信念

　C. 只要获得了知识和信息，最终总会导致行为改变

　D. 态度是行为改变的动力

2. 健康信念模式认为信念是人们采纳健康行为的基础。与是否采纳有利健康行为无关的因素是（　）

　A. 自我效能　　　B. 提示因素　　　C. 社会人口学因素　　D. 环境因素

3. 根据理性行动理论，影响行为最直接的因素是（　）

　A. 行为意向　　　B. 主观规范　　　C. 客观规范　　　D. 知识态度

4. 观察学习对于人类经验形成的意义不包括（　　）

　　A. 节省学习时间　　　　　　　　　　　B. 改变环境

　　C. 提高人类成长发展的效率　　　　　　D. 避免犯错误的后果

5. 行为转变阶段模式中准备阶段的特点是（　　）

　　A. 在此阶段没有打算改变自己的行为

　　B. 人们会权衡改变行为的好处和代价

　　C. 会选择参加一些健康教育课程

　　D. 行为改变益处和付出之间的权衡处于一种矛盾的心态

6. 有些创新可以很容易就被一个社会系统的大部分成员理解，而另一些创新则复杂得多，不容易被采纳，是指创新的（　　）

　　A. 可观察性　　　　B. 可试用性　　　　C. 复杂性　　　　D. 相容性

7. 社区发展模型强调（　　）

　　A. 自助、互助　　　B. 信念、行动　　　C. 知识、态度　　　D. 共识、协作

二、多选题

1. 知信行理论模式认为行为的改变包括（　　）等步骤

　　A. 接受知识　　　　B. 认识错误　　　　C. 确立信念

　　D. 自我学习　　　　E. 行为改变

2. 健康信念模式中，与是否采纳有利于健康的行为有关的因素是（　　）

　　A. 感知疾病的威胁　　　　　　　　　　B. 感知健康行为的益处和障碍

　　C. 自我效能　　　　　　　　　　　　　D. 提示因素

　　E. 社会人口学因素

3. 以下属于行为改变的阶段理论的是（　　）

　　A. 终止阶段　　　　B. 打算阶段　　　　C. 准备阶段

　　D. 行动阶段　　　　E. 没有打算阶段

书网融合……

本章小结　　　　　习题

项目四 健康传播及技巧

学习目标

【知识要求】

1. 掌握 健康传播分类及方法；健康传播技巧。

2. 熟悉 健康传播理论；健康传播影响因素。

3. 了解 健康转播概念；传播方法的选择。

【技能要求】

能够开展科普讲座；具备健康传播材料制作的能力。

【素质要求】

树立创新思维意识；培养乐于创新、勇于创新和敢于创新的精神。

任务一 健康传播概述

⇒ **案例讨论** -

案例 某学校为了提高学生的营养健康知识，校医李医生计划对学生进行营养健康宣教，李医生在教材、权威网站上收集了相关的营养健康信息，并针对学生群体开展了一次营养健康讲座。

讨论 1. 这次营养健康宣教过程中的传者、信息、传播途径、受传者、效果分别是什么？

2. 这次营养健康讲座中的信息有哪些特点？

- -

一、概念

1. 传播 是指人与人之间传递、扩散、交流信息（包括知识、情感、思想）的行为和过程。传播学是研究人类传播行动和传播过程发生、发展规律以及传播与人和社会的关系的科学。

2. 健康传播 随着传播学引入公共卫生与健康教育领域，健康传播于 20 世纪 70 年代中期诞生。1996 年，美国学者 Rogers 给健康传播作出的定义："凡是人类传播的信息涉及健康相关内容，就是健康传播。"我国学者给出的定义："健康传播是指通过各种渠道、运用各种传播媒介和方法，为维护和促进人类健康而收集、制作、传递和分享健康信息的过程。"

健康传播既是传播学的分支，也是组成部分。我国学者在 20 世纪 90 年代初确立了健康传播的概念，将健康传播学研究纳入健康教育的学科体系。进入 21 世纪，健康教育与健康促进已被确立为卫生事业发展的战略措施，在医疗预防保健中的作用日益显现。健康传播是健康教育与健康促进的基本策略和重要手段，它帮助和指导人们提高卫生知识水平和自我保健的能力，预防疾病，促进健康。健康传播具有以下特点。

（1）具有公共性和公益性 健康传播是健康教育与健康促进的策略和手段，通过提供健康信息来满足社会和公众的健康需求，具有公共服务的作用。

（2）对传播者的素质有要求　个体、群体和机构都可以作为传播者，作为健康信息的传播者，需要拥有专业的健康相关知识。

（3）传递健康信息　健康信息泛指有关健康的知识、观念、技能和行为，如合理饮食的知识、坚持体育锻炼的行为、拒绝饮酒的技巧等。

（4）具有明确目的性　健康传播的目的是以健康为中心，最终实现疾病预防和健康促进。

3. 健康传播的作用及应用

（1）健康传播的作用　增加健康相关知识；影响关于健康的感知、信念、态度和社会规范；改善个体行为；传播健康相关技能；说明并呈现行为改变的益处；满足公众对于健康服务的需求；驳斥谣言和迷信；调节组织关系；提高大众对健康问题的重视。

（2）健康传播理论在营养教育项目中的应用　实施信息传递过程的首要前提是确定当前最主要的人群健康问题，并在此基础上制订健康教育和健康促进的传播策略；通过专业的传播者和有效的宣传媒介渠道，将营养健康的核心信息向目标人群传递，如社区宣传活动、人户访谈；使目标人群的知识、态度、理念和行为发生有利于健康的转变，最终达到增进健康水平、提高生活质量的目的；健康与营养信息传播理论对提高大众的营养知识水平、端正对营养科学的态度以及改变不良的饮食行为等方面具有极为重要的作用；健康传播理论是实施公共营养事业干预的重要方法。

📎 知识链接

中国营养传播大会

2013 年，首届中国营养传播大会在杭州召开。中国疾病预防控制中心公布了最近一次中国居民膳食营养状况监测结果，解析中国人最近 10 年的营养状况。调查显示，近 10 年来，中国城市居民的营养状况有所改善，但超重和肥胖率持续增加，尤其是儿童超重和肥胖率显著增加，因此患代谢综合征的概率大大增加。从城市居民慢性病流行情况来看，高血压患病率增长，糖尿病、血脂异常的患病率也有增加。

在调查中，专家发现越来越多的孩子处于"致肥环境"中。具体的"致肥环境"包括生活方式和饮食习惯。生活方式上，人们乘车时间远比 10 年前高出近 30%，替代了以前的骑车或步行；饮食习惯上，最近 10 年，城市人群的谷类食物摄取量下降，同时动物性食物摄入量在增长，"大人饮食结构失衡，小孩子受影响更多。"

二、传播理论

1. 拉斯韦尔传播模式　传播过程模式中最著名的是美国社会学家、政治学家拉斯韦尔提出的五因素传播模式，就是回答下列五个关键的传播相关问题：①谁（Who）——传播者——控制研究；②说什么（Says what）——信息——内容研究；③通过什么渠道（Through what channel）——媒介——媒介研究；④对谁（Whom）——受传者——受众研究；⑤取得什么效果（With what effect）——效果——效果研究。

根据以上五个问题，拉斯韦尔传播模式提出传播过程主要由以下五要素构成。

（1）传播者　是在传播过程中信息的主动发出者和媒介的控制者。在传播过程中，传播者可以是个人、群体、组织或媒体等。

（2）受传者　信息的接收者和反应者，是传播的作用对象。受传者可以是个人、群体或组织。受传者在信息传播中并不是完全的被动者，其拥有接受或不接受和怎样接受传播的主动选择权，同时，也可以通过反馈活动来影响传播者。受传者和传播者也不是固定不变的，可以在一般的传播过程中发生角色的转换或交替。

（3）信息　传播者所传递的内容，是人对事物的判断、观点、态度以及情感。健康信息是指一切有关人的健康知识、技术、技能、观念和行为模式，即健康的知、信、行，如戒烟、限酒、限盐、控制体重、合理膳食、心理平衡等预防慢性病的健康信息。

（4）传播媒介　信息传递的方式和渠道的统称，是信息的载体，是连接传递者和受传者的桥梁，传播媒介将传播过程中的各种因素相互连接起来。

（5）传播效果　受传者接受信息后，在认知、情感、态度、行为等方面的变化，通常意味着传播活动在多大程度上实现了传播的目的。

2. 施拉姆双向传播模式　美国传播学者威尔伯·施拉姆提出人际传播是双向循环往复的交流过程，即双向传播模式。传播者和受传者作为传播主体不断传出与接收信息，反馈的存在使传播过程实现了双向互动、循环往复。在施拉姆双向传播模式中，有四个重要的传播要素。

（1）传播符号　是信息的载体，包括语言、音乐、文字、图画和其他感知觉符号等。人们进行信息传递的过程，实质上是符号往来的过程。

（2）编码　传播者将自己的思想和意图转换为各种传播符号的过程。

（3）解码　受传者将传播者发出的传播符号接收和还原后，转换为自己的理解的过程。

（4）反馈　受传者在接收传播者的信息后引起的心理和行为反应。反馈的存在体现了传播过程的双向性和互动性。

三、健康传播的影响因素

1. 传播者因素　传播者是健康传播的发出者，具有收集、制作与传递健康信息，处理反馈信息，评价传播效果等多项职能。因此，传播者的整体素质及其权威性直接影响传播效果。传播者应该注意以下几点。

（1）可信度和权威性　传播者的可信度和权威性对于受众接受和信任传播信息至关重要。当传播者被视为权威且可信时，受众更有可能采纳其传播的健康信息。

（2）沟通技巧　传播者的沟通技巧包括语言运用、沟通方式和表达能力等，这些技巧直接影响信息的传达效果。一个善于沟通的传播者能够更好地传递健康信息给受众。

（3）态度和价值观　传播者的态度和价值观对于传播的内容和方式产生影响。传播者对健康问题的态度和价值观会影响其传播信息的内容和呈现方式。

（4）社会影响力　传播者在社交圈中的地位和影响力也会影响健康传播的效果。如果传播者在社会中具有一定的影响力，其传播的健康信息可能会得到更多人的关注和接受。

（5）互动和参与　传播者与受众之间的互动和参与程度也是影响健康传播的重要因素。传播者能够与受众建立互动和参与的关系，可以更好地传达健康信息并促进受众的行为改变。

2. 信息因素　健康传播传递的是健康信息，健康信息应具备应科学性、真实性、适用性、针对性等特点。信息因素同样决定传播的效果，高质量的健康信息应具有以下特点。

（1）清晰度和理解性　为了让健康信息能被广泛理解，它必须以清晰、简洁且无歧义的方式表达。如果信息太复杂或难以理解，受众可能会感到困惑，导致信息传播效果不佳。

（2）准确性和真实性 健康信息必须准确无误，基于科学证据。不准确或误导性的信息会损害传播者的信誉，并可能对受众的健康造成负面影响。

（3）及时性 提供与当前疾病暴发、健康趋势或季节性健康问题相关的及时信息，可以增强意识并促使受众及时采取行动。

（4）相关性 信息需要针对受众的具体需求、兴趣和文化背景。如果受众能够感受到信息与他们的生活有直接联系，他们更有可能采纳该信息。

（5）吸引力 包括视觉吸引力、内容的引人入胜性或情感共鸣。信息如果能够吸引人，并在情感上引起共鸣，那么受众更可能被动员起来采取行动。

（6）可操作性 健康信息在传授知识的同时，还应该提供实际可行的建议或行动步骤。如果信息中包含如何采取具体健康行动的指导，受众更容易将信息转化为实践。

（7）通俗性 最好使用通俗易懂的符号或语言进行信息传递，尽量不用晦涩、难懂的专业术语。

3. 受传者因素 由于个体和群体特征的差异，健康传播的受众可能存在着多样的健康信息需求。收集、分析和研究受众的需求，根据受众的心理特点制订健康传播策略，是提高健康传播效率的重要途径。以下是一些受传者因素对健康传播的潜在影响。

（1）健康素养 受众的健康素养水平，即他们获取、理解和使用健康信息进行健康决策的能力，极大地影响他们如何解释和响应健康传播。

（2）先入为主的信念和态度 受众对特定健康话题已有的信念和态度会影响他们接受新信息的倾向，这些预设的观念可能支持或抵制传播的健康信息。

（3）动机和需求 受众的个人健康目标和需求能够驱动他们主动寻找相关信息并采取建议的健康行动。受众的自我效能感，即相信自己能采取健康行动的信心，也是影响健康行为改变的关键。

（4）社会和文化因素 包括社会经济地位、教育水平、文化信仰和习俗，这些因素对健康行为和对健康信息的响应产生重要影响。

（5）年龄和人生阶段 年轻人与老年人对健康信息的接受和应用可能有不同的反应，青少年可能对旨在增强社会归属感的信息更为敏感。

（6）信息渠道的使用习惯 受众通常通过他们习惯使用的渠道获取信息，这些渠道可能是传统媒体、社交媒体或者个人网络。

4. 传播媒介因素 在健康传播活动中，充分利用媒介资源，注意媒介渠道的选择与综合运用，使用多种传播媒介，使其优势互补，从而减少投入，扩大产出，实现传播目的。

在健康教育与健康促进活动中，常采用以下综合手段：①以大众传播为主，以对重点目标人群的人际传播和群体传播为辅；②以人际传播或群体传播为主，以健康教育材料为辅，如幻灯片、画册、录像片作为口头教育的辅助手段；③同时使用人际、群体、组织、大众传播等多种传播形式。在选择传播媒介时，应该遵循以下原则。

（1）保证效果原则 是进行健康传播活动时最重要和基本的考量。目的在于通过健康信息传递，促使接受干预的个体在知识、信念和行为上发生积极变化。这一系列变化将有助于提升他们的健康状况，这也是健康传播所追求的最终目标。

（2）针对性原则 选择传播媒介时需考虑目标人群的具体状况和需求。这意味着根据受众的特定特征，如教育水平，选择最恰当的传播方式以确保信息传递的有效性。例如，为了更好地与教育水平不高的人群沟通，可以采用简明易懂的图片、手册或书籍。

（3）速度快原则 要求迅速传递信息，以确保受众能够尽快接收到传递的内容。例如，在首次咨询过程中，就可以向信息接收者提供简洁的健康教育来实现这一目标。

（4）覆盖最大化原则 采取广泛扩散信息的方式，可以促进有效的健康传播。实施简明且重复的健康信息传递有助于加深记忆。例如，一个成功的电视公益广告因为其生动的形象、简洁有力、易于记忆并且反复播放，常常使观众印象深刻，记忆犹新。

（5）准确性原则 传递的信息需要精确地到达接收者。

（6）经济性原则 在确保信息传播的效果、针对性、速度以及准确性的同时，还需要将经济成本纳入考量。实际工作中，经济因素往往占据重要位置。

5. 环境因素 在健康传播活动中，周围的自然环境和社会环境也会影响传播效果。

（1）自然环境 如传播活动的时间、地点、天气、场所、距离、环境布置等。妥善安排好以上因素，有利于营造交流氛围、扩大传播活动效果。

（2）社会环境 如特定人群的经济状况、文化风俗、社会规范；政府决策、政策法规、社区支持度；家庭家风；受传者周围人群的态度和行为等。

自然环境和社会环境都是健康传播者需要事先研究，进行深入了解，并在健康传播计划制订时需要考虑的因素。

任务二 传播的分类及方法

⇒ **案例讨论** --

案例 某科技公司园区内有大量年轻的 IT 工作者，这些员工普遍工作压力大，加班频繁，饮食不规律。园区管理方计划在即将到来的全民营养周活动中，为员工提供健康饮食和生活方式的宣传与教育活动。

讨论 1. 针对这样的园区，你认为采取哪种健康传播方法更为有效？

2. 应该从哪几方面增加这次营养宣教活动的传播效果？

一、传播的分类

人类的传播活动形式多样、纷繁复杂。根据传播的规模，可以分为自我传播、人际传播、群体传播、组织传播和大众传播。

1. 自我传播 又称为人内传播，指个人接收外界信息后，在头脑内进行信息加工处理的过程。自我传播是个体以自我为主体，通过言行所传达的信息和行为来表达自己的特点和意愿。自我传播具有以下特点。

（1）不需要传播媒介 自我传播是一种独特的传播形式，信息的传播者和受传者是同一人，通常不使用传播媒介。个人对自身周围发生的事件、现象或问题的观察与思考，就是自我传播的信息源。对所观察到的事件进行分析和评估，即通过大脑接收并处理信息，信息处理的结果影响个人行为，表现为对于观察到并思考过的问题的认同、反对或者生成解决办法的态度。

（2）自我交流 自我传播是一种主我（自主自我）与客我（外在自我）之间的交流活动，在交流过程中实现内在自我平衡与调整。个人通过这种内部思维交流，进行信息的有效编码，以保证人类其他传播活动的正常进行。

（3）自我调节　个体依据其内在的个人需求和外在的社会需求进行的自我调适。它是为了使个体能够对环境的变化作出及时且适宜的反应。自我传播通过视觉、听觉、味觉和触觉的协调，对客体进行回顾、记忆、推理和判断。

（4）具有心理学特征　自我传播体现了心理学的特点，其实际上反映了个体的认知过程。个体大脑中储存的信息量在很大程度上影响了其内部交流的活跃水平。具有活跃思维、丰富思想及充沛想象力的人通常展现出更频繁的内在沟通。

（5）其他传播活动的基础　自我传播是其他传播活动的基础，人际传播、群体传播以及大众传播等都包含着自我传播的成分。自我传播的本质及其所产生的效果，都对其他传播类型产生了深远的影响。

2. 人际传播　又称人际交流，是指在人与人之间直接的信息交流。它包括人与人之间的语言交流、非语言交流和符号交流等各种形式。

人际传播可以分为个体与个体之间、个体与群体之间、群体与群体之间三种形式。个体间的传播形式有交谈、访问、劝告、咨询等；个体与群体间的传播形式有授课、报告、演讲、讲座等；群体间的传播形式有会谈、座谈、讨论等。人际传播具有以下特点。

（1）双向性　人际传播是一种双向互动的过程。它涉及信息的发送和接收，以及相互之间的理解和回应。传播者通过语言、非语言和符号等方式传递信息，而受传者则对这些信息进行解读，并作出相应的反应。这种双向性使得人际传播更加动态和互动。

（2）动态性　人际传播是一个动态的过程。它随着时间的推移而不断变化，并受到参与者的情绪、态度和目标等因素的影响。人们在交流中会不断调整自己的语言和行为，以适应交流的进程和环境。因此，人际传播是一个持续发展和变化的过程。

（3）多样性　人际传播具有多种形式和方式。除了语言交流之外，人际传播还包括非语言交流，如肢体语言、面部表情、眼神接触等，以及符号交流，如图像、符号、手势等。这种多样性使得人际传播更加丰富和多维度。

（4）个体性　人际传播受到个体差异的影响。每个人在交流中具有不同的经验、背景、价值观和沟通风格，这些因素会影响其在人际传播中的表达和理解方式。因此，人际传播是基于个体之间的互动和交流，反映了个体之间的差异和独特性。

（5）目的性　人际传播具有明确的目的和动机。人们在进行人际传播时，往往有特定的目标，如交流信息、表达情感、建立关系、解决问题等。这些目的和动机会影响人际传播的方式和效果。

人际传播是社会传播的组成部分，对个体和群体都有重要影响。它是社会成员互换信息的主要通道，是促成社会合作的关键链接，也是社会文化传承的基本手段。人际传播让我们获取跟个人有关的信息，帮助建立社会协作的关系，进一步促进对他人和自我的认知。因此，人际传播是说服与教育、影响他人改变观点的有效途径。

3. 群体传播　是指信息在一个群体中传递、交流和共享的过程。在群体传播中，信息不再只是在个体之间传递，而是在一个群体内部广泛传播和影响。群体传播可以涉及小组、组织、社区、文化群体或整个社会范围的群体。群体传播具有以下特点。

（1）多向传播　相对于个体间的传播，群体传播是多向传播的过程。信息不仅仅在个体之间传递，而是在群体内部广泛流动和共享。群体成员之间可以进行双向、多向的交流和互动，形成多样化的传播网络。

（2）形成共识　群体传播旨在形成群体共识。通过信息的传递和互动，群体成员可以分享观点、意见和经验，建立共同的认知和共识。这有助于促进群体的凝聚力和协同作用。

（3）影响力扩散　群体传播涉及信息的扩散和影响力的传播。当一个群体中的成员接收到某种信息后，他们可能会将这个信息传播给其他成员，从而扩大影响范围。这种信息的扩散和影响力的传播有助于形成更广泛的社会影响。

（4）社会互动　群体传播是基于社会互动的过程。群体成员通过交流、共享和互动来实现信息的传播和接收。社会互动可以促进信息的相互理解和知识的共享，加强群体内部的联系和协作。

（5）强调关系和身份　群体传播强调群体内成员之间的关系和身份。群体成员之间的身份认同和群体归属感会影响他们在传播过程中的行为和态度。因此，了解群体成员之间的关系和身份认同对于有效的群体传播至关重要。群体中的"舆论领袖"对个体的认知和行为的改变具有引导作用。

群体健康传播是指在一个群体中，针对健康知识、行为和态度等方面的信息传递、交流和共享的过程。它旨在促进群体成员的健康意识、健康行为和健康决策，以改善群体的整体健康状况。群体健康传播可以发生在各种不同的环境中，如学校、工作场所、社区和医疗机构等。它可以通过多种渠道和媒介进行，包括面对面交流、宣传海报、健康教育课程、社交媒体、广播、电视等。

4. 组织传播　是指在组织内部或与外部之间，信息在各个层级和部门之间传递、共享和交流的过程。它涉及组织内部的沟通、信息管理和知识共享，旨在实现组织中的协作、决策和目标的达成。组织传播的目的是确保组织内部的信息流动和沟通畅通，促进组织成员之间的理解、合作和协调。它有助于加强组织的内部联系，增强员工的参与感和归属感，提高组织绩效和效益。组织传播的功能包括内部协调、指挥管理、决策应变及形成合力。组织传播具有以下特点。

（1）组织性　组织传播是在一定的组织结构中进行的，这意味着它不是随机的或临时的交流，而是在组织框架内发生，并且受到组织文化、规则、政策和规程的影响。组织性确保传播在相对稳定和一致的环境中发生，遵循组织规定的路径，例如通过固定的沟通渠道和层级结构。

（2）目的性　组织传播不是没有目的的交流，而是有意地为了实现组织的目标和任务而进行。这些目标可能包括协调工作流程、提高生产力、增强团队合作、管理危机情况、培养员工忠诚度、改善顾客关系等。

（3）反馈性　在组织传播中，反馈是至关重要的部分，它指的是接收者对于传播内容的响应，这可以帮助发送者了解信息是否已经被正确理解和接受，并根据反馈调整后续的传播策略。高质量的反馈机制有助于组织持续改进其传播效果，确保信息流动有效率，并促进组织的适应性和灵活性。

5. 大众传播　是指信息、观点、观念或文化产品通过大规模媒体传播到广大群众中的方式和过程。它是现代社会中不可或缺的一部分，影响着人们的思想、价值观、行为和文化。大众传播媒介包括印刷媒体（如报纸、杂志）、广播媒体（如电台）、电视媒体、互联网媒体和社交媒体。大众传播具有以下特点。

（1）大规模　大众传播的最显著特点是信息传播的覆盖面广，涉及大量的受众。通过媒体途径，信息可以迅速传递给成千上万甚至数百万的人。虽然为数众多，分散广泛，互不联系，但从总体上来说是大体确定的。大众传播的信息是公开的、公共的，面向全社会人群。

（2）单向性　在大众传播过程中，信息流通通常是单向的，从信息的提供者（如媒体）到受众，信息反馈速度缓慢且缺乏自发性。传播者是职业性的传播机构和人员，并需要借助特定的传播技术手段。受众接收和消费信息，但一般情况下并不直接参与信息的创造和传播过程。

（3）快速性　大众传播信息扩散非常迅速而广泛，信息可以在短时间内传播到广大群众中。尤其是随着互联网和社交媒体的兴起，信息的传播速度更加迅速，新闻事件和话题可以在瞬间引发广泛共鸣和关注。快速性增加了信息的时效性和即时性，也对受众的关注度和反应速度提出了更高的要求。

（4）多元性　随着媒体和信息渠道的多样化，大众传播途径呈现出愈加多元的特点。传统媒体包括电视、广播和报纸等，而现代媒体形式涵盖了因特网、社交媒体、博客、视频分享平台等。这种多元化的传播途径为受众提供了更多选择，也增加了信息获取的渠道和广度。

媒介技术与其他面对面的传播方式不同，信息通过电视、广播、图表、标语、书籍、手册和教学设备传播。在大众媒体中，常用的电子媒介是电视、广播；常用的印刷媒介是杂志、报纸和宣传栏。大众媒介的目标人群数量相对比较大，信息相对简单化且较完整，但所传播的信息常不能将特定的目标人群分开来。

6. 新媒体传播　是指基于数字技术和网络平台的传播形式和内容。相对于传统媒体，是在报刊、广播、电视等传统媒体以后发展起来的新媒体形态，是在信息技术高度发展后，新的信息技术支撑体系下的媒体形态。新媒体传播具有以下特点。

（1）多样性和多平台性　新媒体传播通过多种媒体形式和多个平台实现，包括社交媒体、在线新闻网站、视频分享平台、博客、在线论坛等。这种多样性的传播形式和平台选择，为信息传播提供了更广泛的途径和更大的传播空间。

（2）实时性和即时性　新媒体传播具有即时发布和即时获取的特点。通过网络平台，信息可以实时发布和传递给受众，用户可以随时随地获取最新的新闻、事件和观点。实时性和即时性使得信息传播更快速、更迅捷。

（3）交互性和个性化　新媒体传播注重用户与内容的交互和参与。用户可以通过评论、分享、点赞等方式对内容进行反馈和互动。同时，新媒体传播充分考虑用户的兴趣和特点，通过个性化推荐和定制化的内容，提供更贴近用户需求的信息体验。

（4）全球覆盖和边界模糊　新媒体传播不受时间和地域的限制，可以实现全球范围内的信息传播。传统的地理和政治边界对信息流动的影响减弱，使得信息可以迅速传播到全球各地，扩大了传播的范围和影响力。

（5）信息共享和社会参与　新媒体传播促进了信息的共享和社会参与。用户可以通过新媒体平台分享自己的观点、经验和资源，形成信息共享的社会网络。同时，通过新媒体传播，个体可以更主动地参与到公共事务、社会活动和公众讨论中。

（6）数据导向和精准度　新媒体传播依赖数据分析和算法技术，通过大数据分析和精准投放，实现对用户需求、行为和兴趣的准确把握。提供个性化的信息服务和广告推荐，提高了信息传播的效果和用户体验。

🔗 **知识链接** -

新媒体传播的弊端

1. 信息真实性存疑 由于新媒体传播的信息来源广泛，且缺乏有效的审核机制，信息的真实性往往难以保障。虚假新闻、谣言等不实信息的传播，给公众带来了很大的困扰和误导。

2. 信息安全风险 新媒体传播在带来便利的同时，也存在信息安全风险。个人信息泄露、隐私侵犯等问题时有发生。一些不良分子利用新媒体平台进行网络诈骗、恶意营销等活动，给用户带来了很大的损失。

3. 信息过载问题 由于新媒体传播的信息量巨大，用户在获取信息时可能会面临信息过载的问题。过多的信息和资讯可能使人们感到焦虑和困扰，影响对信息的有效筛选和处理。

4. 舆论引导问题 新媒体传播的互动性和匿名性使得一些人在发表言论时过于随意和极端，给舆论引导带来了一定的难度。一些不良言论和虚假信息的传播，可能会误导公众，引发社会不稳定因素。

5. 沉迷问题 新媒体传播的便捷性和个性化定制功能使得一些人容易沉迷其中，过度依赖虚拟世界。长时间沉浸在社交媒体、游戏、短视频等应用中，会影响个人的身心健康和社交能力。

二、传播的方法

1. 语言传播方法 又称口头传播方法，包括健康咨询、个别劝导、小组讨论和专题讲座等。语言传播方式是人际传播在健康教育中的具体应用。

（1）健康咨询 是一种个别指导方法，主要由健康教育专家或卫生专业人员提供，旨在帮助人们应对生活中遇到的各类健康难题。这个过程有助于人们排除或减轻可能影响心理、生理、行为和社会方面的不健康因素。有效的健康咨询通常需要在一个安静的环境中进行，干预者要根据被干预者的心理状态、以他们愿意接受的方式进行引导，特别要注意尊重个人隐私，避免伤害被干预者的自尊心。健康咨询具有随时随地、针对性强、简便易行、反馈及时等特点，效果显著。但需要投入大量的人力和时间，从宏观角度来看，传播效率较低。

（2）个别劝导 在健康教育活动中，个别劝导是一种常用的人际沟通方式，是行为干预的主要手段。健康教育人员会针对某一个干预对象的特殊不健康行为和具体情况向其传递专业的健康知识、教授实用的保健技能、激发其积极的健康信念，说服其改变态度和行为。为了提高劝导的有效性，健康教育人员需要掌握各种人际交流技巧，特别是谈话技巧。

（3）小组讨论 一种集中小范围人员（10～15 人）进行交流的方法，通常由相似背景的人员构成，在主持人的带领下，针对某一共同关心的话题开展自由形式的探讨。小组讨论的优势在于人数适中、关注点集中、针对性强，可及时掌握反馈信息，有助于提升个体的参与度和接受程度。在健康教育活动中，这种方法经常用于了解和收集有关信息、传播健康知识、转变信念、态度和行为、评估健康教育活动效果。

（4）专题讲座 一种集中处理某一普遍重要的健康议题的群体教育形式，它具有专业性强、针对性强、目的明确、内容突出、影响面广、感染力强、效果明显、简便易行、经济等特点。专题讲座是健康教育活动中最常用的方法。

2. 文字传播方法　通过文字进行信息传播的一种方法，属于视觉传播。常见的文字传播形式有手册、宣传册、健康标语和墙报等。具有以下特点。

（1）文字材料可以大规模印刷，能够扩大覆盖范围并产生深远的影响力。

（2）提供的内容翔实且系统，便于长期保存，作用持久。

（3）不受时间、地点限制的障碍，也不依赖特定语言，可以随时自由浏览阅读。讲座的文字稿件、广播的文案、电视剧的剧本、宣传画中的文字说明等都依赖文字传播。然而，文字传播对于文化水平较低或缺乏阅读能力的群体，会产生不理想的教育效果。

3. 形象教育方法　在健康教育中，常以图画、照片、标本、模型、示范、演示等形式进行。

（1）**图画、照片应用**　通常把运用图画、照片等美术摄影手段制作的有关健康教育的作品称为"卫生美术"和"卫生摄影"。它通过直观、易于理解的视觉形象来传播健康相关的知识、技术和技能，在提供审美愉悦的同时使人们深刻理解健康知识。卫生摄影通过纪实性和可信性的形式，让观众产生如同亲身经历一般的感受，激励他们采取健康的行为。常见的卫生美术形式包括卫生宣传画、卫生科普画、卫生连环画和卫生漫画等。卫生摄影作品则包括卫生摄影小说、摄影科学故事和卫生摄影小品等。

（2）**标本、模型应用**　通过实体的形式生动地向人们展示动植物以及人体器官和组织的外形、内部结构。它们最显著的特点在于高度的可视性和直观性，采用标本和模型作为教学工具在健康教育中是非常有效的，教育效果往往优于其他教育手段。

（3）**示范、演示应用**　在健康教育传播中，对传播健康知识和传授健康技能方面起着重要作用。其核心优势在于能够将健康知识的理论与实践有效结合，提供了一个直观、有趣且生动的学习体验，并能够迅速产生影响。为了通过示范和演示有效地传递健康知识与技能，对教育者的素质要求较高。需要教育者做好精心的设计和准备，要预想到示教或演示过程中可能出现的问题，并准备好有效的处理方法。

4. 现代教育技术方法　结合当代教育理论和现代信息技术，通过对教学与教学过程和教学资源的设计、开发和利用，优化教学理论和实践。目前，现代教育技术主要包括电声媒体、影视以及新媒体应用。电声媒体是能够加工、储存并传播声音信息的电子媒体及其相关的物质材料的总称。如录音机、录音带、唱片、广播、收音机等。随着计算机、网络和通信技术的飞速发展，计算机网络、智能手机和多媒体设备已经变成新一代的传播工具，这些媒介速度快、互动性强、生动有趣，已经成为大众广受欢迎的教育方式。

三、传播方法的选择

个性化健康传播方法的选择，是实现健康教育效果最大化的关键。可以根据教育场所、教育对象、教育内容进行传播方法的选择。

1. 按教育场所选择　在不同的环境下，健康教育的场所、设施和设备通常会有所差异，传播氛围和环境也有所不同。如果在公共场所，健康传播需要考虑受众停留的时间长短来选择合适的教育方法和传播材料，可以使用视频等方式进行教学。如果是在学校等教育场所，由于学生较为集中，可以采取健康讲座等形式进行健康教育。

2. 按教育对象选择　在选择健康教育的方法时，应考虑目标受众的职业、文化和教育背景。研究显示，健康程度与疾病轻重会影响他们对健康信息的需求和关注的角度。因此，在决定健康传播方法时，一定要参考目标受众的专业背景和所在的社会环境来进行适当调整和选择。

3. 按教育内容选择　健康教育通常涉及多个领域，比如健康的生活习惯、体重管理、疾病预防及压力调节。对于平衡膳食教育，可采用形象教育法，通过食物与热量模型具体讲解，帮助人们更好地掌握饮食营养和能量的平衡；在身体锻炼方面，可以实施示范法，让受教者通过实践学习运动方法；对慢性病患者的健康教育可以采用口头教育（门诊咨询）、疾病防治指导手册教育、慢性病保健讲座及行为矫正与干预等教育手段。

任务三　健康传播活动

⇒ **案例讨论** ---

　　案例　某学校食堂为了提高学生的营养健康意识，决定在食堂走廊上粘贴合理膳食的展板。学校营养师小李老师负责这个项目，他已经确定食堂内部适合粘贴展板的区域。

　　讨论　1. 你认为小李老师接下来应该做什么？

　　　　　　2. 展板的制作要求有哪些？

一、健康教育核心信息的开发与加工

（一）健康教育核心信息

核心信息是指为实现特定传播目标，围绕某一传播主题而确定的关键信息。核心信息是实现传播目标最重要的信息，是目标人群实现行为改变所必须了解和掌握的关键信息。权威的核心信息一般由行政管理部门、专业机构或学术机构生成。

任何健康传播活动都有其传播主题，在明确传播活动目的，分析目标人群需求，确定传播主题之后，就需要确定传播的内容，首要任务就是确定核心信息。

（二）健康教育核心信息的开发

开发健康教育核心信息是为了实现健康教育的目标，即目标人群的行为改变，而制订的关键信息，开发过程需要有健康相关领域的专家参与完成。

1. 开发原则

（1）明确对象　根据目标人群的特点，围绕计划传播主题，筛选和确定核心信息。语言与文字要适合目标人群的文化水平与阅读能力。

（2）科学准确　要基于专业共识和权威发布来选择和确定核心信息内容，从可靠的信息源中收集、筛选，应尽量引用政府、权威卫生机构或专业机构发布的行业标准、指南和报告，有确切研究方法且有证据支持的文献等，以确保科学性。

（3）简洁通俗　核心信息是为健康教育工作人员和普通公众编制的，语言文字一定要简明扼要，通俗易懂；避免使用晦涩难懂的专业术语。

（4）行为导向　健康教育的目的是帮助目标人群改变行为，应尽可能将能够指导人们改变行为的信息列为核心信息；行为指导要具体、实用、可行。

2. 开发步骤

（1）收集、筛选资料　从权威的信息源收集资料，如专业书籍、国家卫生健康委员会/中国疾病预防控制中心（CDC）网站、世界卫生组织（WHO）网站等，查询最新发布的报告、标准、指南。

（2）信息凝练　对于健康信息传播来说，信息凝练就是从收集的资料中凝练出重要的核心信息，即传播主题。核心信息是设计健康信息和传播材料的依据，凝练的方法如下。

1）从权威的书籍、网站查询 很多网站会公布某些健康知识的核心信息，如中国疾病预防控制中心网站上有关于营养与健康的核心信息。

2）及时总结前期收集信息 根据健康教育工作者前期收集的信息，如教材、杂志和权威微信公众号推送的健康信息总结出核心信息。

3）根据目标人群存在的问题逆推 根据现在存在的问题逆推核心信息，如遇到的问题是合理膳食，那么居民膳食指南就是传播的核心信息。

（3）信息加工 通过对专业信息进行加工，提高受众对健康知识的兴趣，便于受众接受和理解。信息加工的方法有以下几种。

1）科普化加工 通过拟人法、对比法、数字法、图示法等对健康知识进行加工。

2）通俗化加工 让健康信息变得通俗易懂，受众听到就懂、看到就会、用了就灵。

3）趣味化加工 采用多种修辞手法，增强讲解语言表达的趣味性，调动受众的积极性，提高对健康信息的吸收率。

二、健康传播材料制作

健康传播材料是健康教育活动的信息载体。健康传播材料主要包括平面（印刷）材料、视频材料、音频材料、新媒体材料、实物材料等多种类型。健康传播材料在传递健康信息和提高健康教育效果方面起着重要的作用。

（一）平面材料

平面材料又称为印刷材料，主要包括科普图书、手册、科普文章、海报、招贴画、传单、折页等印刷材料，也包括手工绘制的墙报、板报、展板等。这类材料一方面可制作成印刷品使用，也可以轻松转换成新媒体传播材料。

1. 平面材料设计制作要点

（1）语言 使用简洁明了的语言表达信息，避免使用复杂的术语和长句子，以确保受众易于理解和使用。运用生动活泼的语言风格，吸引受众的注意力，增加信息的记忆性和吸引力。

（2）组织机构 确保平面材料的主题和结构清晰明确，使用标题和子标题来突出主题和重点，使受众能够快速了解材料的内容组织。按照逻辑顺序组织信息，从简单到复杂或从整体到细节，使受众能够有序地理解和接受信息。

（3）制图 选择符合主题和目标受众的图像，以增加视觉吸引力和有效传达信息。确保图像与文本相辅相成，相互补充和强调，确保图像的清晰度和质量，以避免模糊或失真。

（4）布局排版 使用明确的版面结构，使受众能够快速了解材料内容的组织和关系。合理的版面结构有助于信息的整体可读性和可理解性。选择易读的字体，并根据不同部分的重要性和层次适当选择字号，以确保文本的可读性和视觉美感。使用适当的行距和段落分隔来增加信息的可读性和空白感，使材料更加易于阅读和理解。

2. 常用平面材料

（1）科普文章 其传播的是思想性、知识性、通俗性、趣味性和艺术性的作品，应该具有三项基本要求。

1）科学性原则 应符合知识正确、资料真实、逻辑严谨、数据准确的要求。

2）思想性原则　要充满积极向上的情绪、高尚乐观的生活态度和和谐友爱的人生观念。

3）艺术性原则　既要通俗易懂，也要富于哲理；既要引人入胜，也要回味无穷。

编写营养科普文章，要有营养学和相关学科的知识和丰富的实践经验，还要努力学习文学基础知识，要学会创作，善于创作，把深奥的理论变成通俗易懂的科学道理告诉群众。科普文章的主题提炼要注意"小、尖、新"。小就是选材角度要小，有利于主题具体化，让人看得见；便于抓住生动材料，有利于深化主题；有利于突出文章个性，不给人雷同感。尖就是要有针对性，要紧跟形势，摸准读者的脉搏，满足读者的需求，为群众健康服务。新就是新颖，有新意。

科普文章的编写方法：①确定文章的主题和标题。一个好的标题才能激发读者阅读正文的兴趣。要想吸收读者，作家必须重视标题的制作。标题制作归纳起来有新、奇、疑、趣、巧、准、变等几点。②确定文章的阅读人群。选择和确定科普文章的阅读人群，针对不同的阅读人群要选择不同的科普文章。③提炼关键信息和资料收集、筛选和确定主题。对于科普文章编写的主题内容，查阅大量相关的文献等资料，保证文章的准确性和科学性。④确定文章传播的媒介和形式。科普文章的传播媒介可以是杂志、网络等，形式可以是叙述故事、议论文、诗歌等。⑤完成初稿的撰写。初稿一般应包括引言、主题和结尾三个部分。⑥试读、修改、定稿。自己或者找相关的专家对撰写的文章反复阅读，找出其中的问题，提出反馈意见，并进行修改，最终完成定稿。⑦交付印刷或媒体出版。

科普文章撰写步骤（示例）

1. 工作准备

纸、笔、计算机等。

2. 工作步骤

步骤 1：确定科普文章的主题和标题。

选择一个有趣、引人入胜的主题，并制作一个吸引读者的标题。

步骤 2：确定科普文章的阅读人群。

根据不同的读者人群选择适合的科普内容。

步骤 3：提炼关键信息和进行资料收集。

查阅相关文献和资料，确保文章的准确性和科学性。

步骤 4：确定科普文章的传播媒介和形式。

选择合适的媒体和形式，如杂志、网络等，并选择适合的叙述方式。

步骤 5：完成初稿的撰写。

初稿包括引言、主题和结尾三个部分。

步骤 6：进行试读、修改和定稿。

请专家或其他人反复阅读，找出问题并提出反馈意见，最终完成定稿。

步骤 7：交付印刷或媒体出版。

选择适合的媒体进行印刷和出版。

3. 注意事项

科普文章的撰写要科学、准确，要针对不同的人群安排撰写内容。

（2）海报　是一种通过颜色、构图、文字和空白的搭配，形成强烈的视觉效果，旨在吸引人们的注意力、引起关注和营造氛围的传播工具。具有简洁明确的信息表达，字数较少、字号较大的特点，常贴在公共场所。行人经过时，可以快速浏览海报，获取传播的信息。海报配合小册子使用，传播效果更佳。

（3）折页　通常指的是正反两面都印有健康教育知识的单页，采用彩色印刷。折页具有设计精美、图文并茂、吸引力强、内容简洁明了、便于携带和保存等特点。一个完整的折页包括封面、题目、正文、插图、单位落款、制作日期等。封面设计需要吸引人，能够反映主题内容，并显示题目、单位落款和制作日期。

常见的折页形式有二折页和三折页，尺寸一般为 210mm × 190mm 和 210mm × 285mm。每个板块围绕一个分主题进行叙述，折页的字数在 800～1200 字为宜，内容板块一般包括 2～3 个为宜。插图应与内容相关且具有自明性。

（4）手册　是一种介于折页和图书之间的科普读物，它通过系统、全面的阐述对特定健康主题或问题进行深入介绍，使目标人群能够全面了解该主题或问题。手册具有信息量大、内容系统完整、图文并茂、可读性强、便于携带等特点，并且具备长时间、反复阅读以及保存的价值。

一个完整的小册子通常包括书名、封面、目录、正文、插图、单位落款和制作日期等。封面设计要简洁大方、色彩饱和，且不刺激，图片与主题内容相关。封面上应显示题目、单位落款和制作日期等信息。

根据主题，将正文分为几个部分，并按照一定的逻辑有序陈列。各级标题的字体、字号和颜色要保持一致，确保整体的统一性。插图可以将抽象的描述具体化、可视化，以便于读者更准确地理解和记忆。插图必须与内容相关且具有自明性。

手册的常见版本有 32 开或 48 开，页码一般在 8～48 页。字体选择原则上以一种字体为主，其他字体为辅；同一版面通常只使用 2～3 种字体。字号适合使用五号、小四号、四号字为宜，根据需要，可以适当使用较大号的字体，特别是对于儿童和老年人的手册。

（二）视频和音频材料

视频材料包括公益广告、微视频、小视频、长视频、电视栏目等，它们通过声音和图像来传递信息。视听效果主要由声音、图像和音效等要素组成。需要目标人群掌握的重点内容，可以通过画面、文字、色彩、光线、音效等进行强化或突出，以引起观众的重视。

音频材料包括健康科普专题音频、广播剧、有声书等。视频和音频类材料设计制作要点如下。

1. 语言　应通俗易懂，准确、规范，避免使用口语化表达。对于专业术语，提供解释并避免使用过多的英文或缩写。阅读难度应以初中毕业水平为标准。

2. 声音　视频资料对声音质量有较高要求。普通话解说应清晰、准确，语速适中。语调要客观、中性。音质要求干净清晰，无杂音或噪音。

3. 图像　视频资料的图像要清晰、稳定，色彩自然清新。避免出现杂乱信号（如闪烁、花屏、波纹）以及与声音不同步等问题。构图要合理，色彩要自然，画面简洁明了，能准确传达主题。

4. 音效　背景音乐应与主题相适宜，以优美、轻松的乐调为主。音量要适中，与解说音量保持合适的对比度，不能干扰观众对解说的收听。

（三）新媒体材料

新媒体健康传播材料是通过微博、微信、手机 APP 等新媒体平台进行传播的健康教育材料。它结合了新媒体传播和健康传播的特点，根据表现形式的不同，可以分为文字材料、图片材料、视频材料和音频材料等。在设计制作健康教育新媒体材料时，一方面可将前述图文类、音视频类材料二次加工，转化为新媒体材料，还可以根据需要专题设计制作。

在人人都有麦克风的社交媒体时代，新媒体传播的传播者、传播内容、传播方式等各个方面，都与传统的折页、册子、书籍等有明显的区别。健康教育可利用信息图标、手绘、动图、H5、声音、视频等多种形式来包装需要传递的健康教育信息，多元化传递健康信息，可以最大限度地增加受众的接受度和参与性。对于健康教育从业者来说，除了健康教育专业知识，还需要了解或掌握图片处理、音频处理、网络编辑、视频/动画制作甚至软件 APP 开发等技术。下面介绍几种常见的新媒体传播材料。

1. 信息图表、漫画

（1）信息图表　是将数据、信息、知识以可视化的形式呈现出来的表达方式。它综合运用了文字、数据、图表、图像等元素，能够将复杂的信息通过简单明了的方式传达给受众。信息图表由信息和图表两部分组成，好的信息图表是内容和设计的有效结合。信息图表具有以下特点。

1）可读性强　通过图表等形式将复杂的信息以简单易懂的方式展示出来，便于受众理解。

2）趣味性高　通过可视化的方式将抽象的文字信息转化为有趣的图表形式，活泼有趣，易于接受。

3）吸引力和感染力强　能够吸引受众的注意力，并让他们更容易理解和记忆信息。

（2）漫画　是一种通过将简短的文字和卡通图画相结合的方式来讲述故事、传播信息的形式。漫画在新媒体时代被广泛应用于传播知识。它通过图画和文字的配合，以生动的故事形式向受众传达信息。漫画具有以下特点。

1）形式活泼　通过卡通图画和简短的文字将信息呈现出来，易于理解和接受。

2）趣味性强　通过幽默搞笑、夸张的表现方式，吸引受众的注意力，增加信息的记忆性。

3）可扩展性强　漫画形式可以灵活运用于不同的主题和领域，适用于不同年龄和背景的受众。

信息图表和漫画作为图片类材料，具有较强的传播能力和吸引力，能够将复杂的信息以简单易懂、有趣、可视化的形式展示给受众，提高信息的接受度和记忆度，进而提升科学知识的传播效果。

2. 视频　在新媒体中，视频材料是一种常见的传播方式，包括真人出演和动漫制作两种形式。根据时长的不同，可以分为微视频、小视频和长视频等多种形式。在使用视频材料进行信息传播时，需要充分考虑到播放平台的特性和受众的接受习惯，并严格控制视频的时长。

相比于图文类材料，视频类材料具有以下特点。

（1）信息量大　视频材料由大量的脚本、图像、音频等组成，能够在较短的时间内传递大量的信息。

（2）直观性强　视频以动态影像的形式呈现，直接或间接地展示真实生活场景，具有强烈的感染力和冲击力，更容易引起受众的共鸣和理解。

（3）互动性强　视频材料可以通过交互式元素、评论区等方式增加与受众的互动，提高受众的参与度和反馈效果。

在制作视频材料时，需要注意以下要点。

1）简洁明了　视频时长要控制在受众的接受范围内，避免太长导致受众疲劳，同时要确保信息传递的完整性和准确性。微视频和小视频一般时长较短，通常在几十秒到几分钟之间，而长视频可以更充分地展现内容，但仍需注意节奏的掌控。

2）剪辑和配音　在视频制作过程中，要注意剪辑和配音的质量，确保画面、声音和背景音乐的协调和统一，增强视听效果。

3）视频贴合社交媒体特点　针对不同的新媒体平台，可以根据受众的接受习惯和平台的特点进行定制化制作，使视频内容更贴合平台，提高传播效果和互动性。

3. 音频 以声音作为主要传播媒介的形式，多是作为一种元素出现在视频或其他类型的传播材料中，但也可单独出现在音频平台中。具有以下特点。

（1）强调听觉感知 由于音频无法通过视觉元素进行表达，重点在于声音的传达。因此，音频材料需要通过声音效果和声音表演来吸引听众的注意力和兴趣。

（2）便于消费和传播 音频材料可以以纯听觉的形式呈现，抛去了文字和图像的干扰，更加便于听众消费和传播。听众可以在不需要视觉关注的情况下，进行多任务处理，例如在做家务、运动、通勤等过程中收听音频材料。

（3）创造多样化的沉浸体验 音频材料可以通过声音效果、音乐和声音叙事等手段，创造出丰富的沉浸式体验，使听众更容易产生共鸣，提高信息传达的效果。

4. H5 页面 指的是基于 HTML5 技术开发的一种交互式媒体形式，主要用于移动终端上的微场景和动态页面展示，例如在微信、手机 APP 等平台上呈现的营养教育活动、推广活动、科普小知识、互动小游戏等内容。H5 页面具有良好的交互效果、较快的运行速度和便捷的制作流程等特点。在自行制作 H5 页面时，需要注意以下事项。

（1）文字 选择适当的字号和行间距，一般推荐使用 14 – 18px 的字号和 1.5 倍的行间距。段落最好多分段，避免过长的段落超过屏幕一屏。可以使用字体颜色或背景色来突出重点，但避免使用过于明亮刺眼的颜色。

（2）图片 H5 页面通常包含大量的图片和动画效果。确保图片具有足够的像素，一般不低于 800 像素。如果图片过大，可以进行压缩以减少加载时间和流量消耗。对于同一个 H5 页面，最好选择一致风格的图片，以保持视觉上的一致性。

（3）图片版权 在使用图片时要注意版权问题，最好选择来自版权图片库的图片。如果使用自己的原创图片，可以添加水印等措施保护版权。

知识链接

H5 页面

广义上，H5 指的是 HTML5，即网页使用的 HTML 代码——第五代超文本标记语言；狭义上，H5 就是互动形式的多媒体广告页面，我们浏览的网页、使用的微信以及手机中的软件，大部分都有 H5 的功劳。也可以理解为 H5 是一个网页，就像一个很大的容器，里面可以放文本、图片、音视频等基本的流媒体格式的文件。

H5 页面可用于教育培训、活动推广、产品服务和介绍、企业宣传、请帖/邀请函、公司招聘传单、新品发布、游戏开发等。

5. 微信公众号、微博平台和客户端

（1）微信公众号 是在微信平台上注册和使用的应用账号。通过微信公众号，组织、机构或个人可以与特定群体进行全方位的沟通和互动。通过发布文字、图片、语音、视频等形式的内容，实现与用户的信息传达和互动。微信公众号可以有特定的领域、主题和定位，提供与健康教育相关的知识、健康建议、科普信息等。

（2）微博 是一种微型博客的形式，用户可以通过多平台（如电脑、手机）发布和浏览信息。微博具有实时性，能够将信息即时传达给用户，并支持转发、评论等功能。用户可以发布文字、图片、音频、视频等形式的信息，与粉丝进行互动和交流。在微博平台上，健康教育相关的机构和个人可以发布健康知识、推广活动、科学咨询等内容。

（3）客户端　是指针对特定群体开发的手机或其他智能终端上的应用程序。用户可以通过下载和安装客户端，快速接入互联网，获得特定机构或服务提供者提供的信息和服务。客户端具有定位功能，能够根据用户的需求和兴趣，定期或不定期地向特定用户推送信息。健康教育相关的机构和服务提供者可以开发特定的客户端，向用户提供个性化的健康知识、咨询服务等。

微信公众号、微博平台和客户端通常被称为"两微一端"，它们是当前健康教育中最主要的新媒体健康传播形式之一。这些平台结合了互联网、移动设备和社交媒体的特点，具有较高的用户参与度和传播效果，通过这些渠道，机构和专业人士可以传播科学的营养知识，提供实用的健康建议，回答用户的疑问，引导人们养成健康的饮食习惯。很多权威的政府部门、专业机构、学术机构以及健康教育服务提供者，都开发了自己的"两微一端"，在健康教育和咨询服务中发挥着重要作用。

（四）实物材料

实物材料是指带有营养信息的实用物品，它们与平面材料共同设计，共享相同的主题和核心信息。实物材料可以将主题海报上的关键信息转移到实物上，如纸质杯子、扇子、雨伞、围裙、月历、台历等，从而成为实物健康教育材料。在设计实物健康教育材料时，需要注意以下要点。

1. 一致性　实物材料的设计应与平面材料相呼应，保持一致的主题和核心信息。无论是颜色、字体、图片还是整体风格，都应与平面材料保持一致，形成统一的视觉形象。

2. 突出关键信息　实物材料的设计要突出健康教育的核心信息，以便用户能够直观地获取相关知识。简洁明了、易于理解的设计可以提高用户对健康信息的接受度。

3. 实用性和可持续性　实物材料除了传递健康信息外，还应具有实用性，满足人们日常生活的需求。同时，考虑到环境保护，可以选择可持续材料和生产工艺，减少对环境的影响。

4. 适应受众特点　实物材料设计要考虑受众的特点和喜好。不同年龄、性别、文化背景的人对实物材料的接受程度和喜欢程度有所差异，所以需要根据目标受众的特点进行设计。

任务四　健康传播技巧

⇒ **案例讨论**

案例　某城市为了响应《健康中国行动（2019—2030 年）》中提出的老年健康促进行动，决定在社区内开展一系列针对老年人的健康传播活动，以提高老年人的健康素养和生活质量。

讨论　1. 针对老年人，你认为采取哪种健康传播方法更为有效？

2. 可以从哪几方面增加这次传播方法的效果？

一、人际交流基本技巧

在人际交流中，双方交流的基本形式是语言和非语言交流，通过说、听、看、问、答、表情和动作等方式来传情达意。实现良好的人际交流不仅依赖于人的本能，还依赖于交流技巧。根据人际传播理论，认识和运用语言和非语言交流的一般规律，使其为沟通目的服务，这就是人际交流的基本技巧。

1. 语言交流技巧　语言交流是指使用语言作为沟通工具，传递思想、意见、信息和情感的过程。这是人类社会中最基本、最重要的交流形式之一，通过语言交流，人们能够相互理解、建立联系和共享知识。

语言交流涉及说话者和听话者之间的互动。说话者使用词汇、语法和语音等语言要素来表达自己的思想和感受，而听话者通过倾听和理解来接收和解释这些信息，为了保证双方的沟通顺畅，对话交流时需要创造支持性的气氛。支持性氛围是指一个人讲话的时候，另一个人认真倾听而不是沉浸于自己的内心思绪，创造一种信任、关怀和接受的气氛。

支持性氛围创造方法：注意措辞，以描述性而不是评价性的方式讨论问题；描述情况时以问题为导向并对信息进行解读，而不是试图操控对方；提供备选方案，而不是独断专行；平等待人，认真倾听；回应时态度具有同理心，而不是中立或以自我为中心。

2. 非语言交流技巧 非语言交流是指通过身体语言、面部表情、姿势和其他非语言方式来传达信息和与他人进行交流。以下是一些非语言交流的技巧。

（1）肢体语言 身体姿态和动作可以传达丰富的信息。保持开放的姿势，如直立站立、放松的手臂和身体重心平衡，可以显示出自信和友好。避免交叉手臂、趴在桌子上或者转身离开对方，这可能传达出不满或者缺乏兴趣。

（2）面部表情 是非常强大的非语言交流工具。微笑通常表示友好和喜悦，而皱眉和紧张的表情则表示不满或紧张。通过观察他人的面部表情，可以更好地理解其感受和情绪状态。

（3）眼神接触 是有效建立联系和表达关注的方式。保持适度的眼神接触可以显示出尊重和兴趣，但过度的眼神接触可能会让人感到不适或压力。

（4）声音和语调 声音的音量、语速和语调都可以传达出情感和信息。适度的音量和清晰的语言可以显示出自信和专注，而快速和不清楚的讲话可能传达出紧张或不重视对方的信息。

（5）触碰 适度的触碰可以用来表达关心和支持，如握手、拥抱或拍拍对方的肩膀。然而，触碰是非常个人的，应该根据文化和对方的舒适程度谨慎使用。

（6）空间利用 人们的空间个人领域不同，称为"个人空间"。了解并尊重他人的个人空间可以建立良好的沟通关系。保持适当的距离，避免过于接近或过于远离对方。

3. 观察技巧 在交流过程中观察对方的技巧是非常重要的，交流的对方往往会不自觉地以非语言方式表达出内心的活动，观察者可以通过眼睛观察对方的表情、动作收集有用的信息，从而更好地理解对方的思想、情感和需求。以下是一些观察对方的技巧。

（1）非语言表达 观察对方的身体语言、面部表情、姿势和动作，这些可以提供丰富的信息。注意他们的姿势是否放松或紧张，面部表情是否符合所说的话，是否有不自然的动作或不舒服的举止等。这些非语言表达可以帮助我们了解对方的情绪状态和内心感受。

（2）眼神和注意力 观察对方的眼神接触和注意力集中度。眼神接触可以表示对话的兴趣和关注，而分散注意力或避免眼神接触可能表示不满或缺乏兴趣。通过观察对方的眼神和注意力，我们可以评估他们对话的参与程度和注意力集中度。

（3）言语表达 注意对方的言语表达方式。观察他们的语速、音量、语调以及使用的词汇和表达方式。有时候，对方的言辞可能无意中透露出情感、态度或观点，所以仔细观察对方的言语表达可以帮助我们更好地理解他们的意图和感受。

（4）反应和回应 观察对方的反应和回应。注意他们的回答是否详细、犹豫、激动或冷漠。观察对方的反应可以帮助我们判断我们的话语是否被理解、接受或赞同，从而调整我们的交流方式和内容。

4. 倾听技巧 倾听是获取对方信息和理解其意图的重要手段，倾听是建立信任和加强人际关系的关键。当我们真正倾听对方时，对方感受到被尊重、被重视和被理解，从而增强了彼此之间的信任感，这为建立良好的交流打下了基础。以下是一些常用的倾听技巧。

（1）给予关注和专注　把注意力集中在对方身上，表明对他们的话语和思想的兴趣和关注。通过眼神接触、身体姿势和肢体语言等方式展现出专注和积极的态度。

（2）避免打断和干预　尽量避免在对方讲话时打断或者插话，给予对方充分的发言权，让他们表达完整的思想。不要试图干预对方的思维或者马上给出解决方案，而是让对方先完整地表达出来。

（3）使用肯定性回应和鼓励　通过肯定性的回应，如"是的""明白""嗯"等表达对对方的理解和认可，以及鼓励对方继续表达自己的意见和想法。

（4）运用开放性问题　提出开放式的问题，如"你认为怎样？""请告诉我更多细节。"等，以鼓励对方展开更深入的讨论和思考，促进对方更全面地分享信息和感受。

（5）使用确认性陈述和概括　通过使用确认性的陈述和概括，如"所以你的意思是……""我理解你说的是……"来确保自己正确地理解了对方的意思，并给对方机会进行澄清和补充。

（6）表达共鸣和理解　通过运用表达共鸣和理解的语言和表情，如"我能够理解你的感受""我完全明白你在说什么"来展示自己对对方感受和经历的理解和共鸣。

5. 提问技巧　提问的目的在于打开话匣、获取信息，有技巧的发问，可以使得对方作出清楚、完整而诚实的回答，从而获取准确的信息。以下是一些常用的提问技巧。

（1）开放性问题　提出开放性问题可以促使对方进行详细的回答，并展开更深入的思考和讨论。开放性问题通常以"什么""为什么""如何"等开放性的疑问词开头，鼓励对方展开回答。

（2）封闭性问题　通常可以用简短的回答来回应，适用于获取明确的信息或确认事实。封闭性问题通常以"是/否"或特定选项的问句形式出现。

（3）追问　通过追问，可以进一步了解对方的想法和观点。追问可以采用改写对方之前的回答或者就回答中的具体细节进行询问，以引导对方深入思考和提供更多信息。

（4）转化性问题　通过转化性问题，可以改变对话的方向或者透过不同的视角来思考问题。转化性问题常常以"如果……会怎样？""与……相比，你如何看待？"等形式出现。

（5）引导性问题　引导性问题可以帮助对方集中注意力、思考清楚，并对特定事物或主题进行更具体的描述。引导性问题可以用于引导对方思考解决方案、采取行动等。

（6）积极倾听并提问　在倾听对方时，积极回应对方的观点并提出相应的问题，表明对对方的理解和兴趣。这样可以激发对方更深入的思考和回答。

（7）适度使用沉默　适当的沉默可以给对方思考和回答的时间。在提问后，给予对方足够的时间思考和回答，避免急于打断或者填补沉默。

（8）注意表达方式　提问时需要注意自己的语气和表达方式，保持友善和尊重，避免给对方施加压力或者产生抵触情绪。

6. 反馈技巧　在人际交流中对对方传递的信息给予及时、恰当的反馈，可以促进交流的进行。以下是一些常用的反馈技巧。

（1）积极的肢体语言　通过积极的肢体语言，如保持眼神接触、微笑、面带喜悦的表情等，表达出对对方的关注和兴趣。这有助于增强交流的积极性和亲密感。

（2）重述和概括　通过重述和概括对方的观点、意见或信息，确认自己正确理解对方的意思，并传达给对方你在倾听并且理解他们的话。这有助于避免误解和混淆，并建立更好的共鸣。

（3）使用确认性语言回应　使用肯定性的回应和鼓励的语言来表达对对方的支持和认同。这样的反馈可以增强对方的自信和积极性，加强双方之间的信任和合作。

（4）真实地表达感受 真实地表达自己的感受和观点，但要以尊重和友善的方式表达。避免过度批评或攻击性的反馈，而是用建设性和积极的语言表达自己的看法。

（5）避免偏见和判断 在给予反馈时，尽量避免过度判断或带有偏见的言论。要以客观、公正的态度观察和评估对方的表现，并给予相应的建议和反馈。

（6）简洁明了 反馈时要尽量简洁明了，用简单清晰的语言表达自己的观点和建议。避免使用复杂或模糊的语言，以免给对方造成困惑和理解障碍。

（7）注意时机和环境 选择合适的时机和环境给予反馈，确保对方能够在舒适和适当的情境下接受反馈。避免在公众场合或者情绪紧张的时刻给予反馈，而是选择合适的私下交流的机会。

二、小组传播方法与技巧

小组传播是指小组成员之间相互收集信息、传递信息、共享信息以及相互沟通的传播方式，是人际传播的一种重要的形式。

在进行小组讨论过程中，首先要把握三个基本问题：①理想的小组参与人数为6～12人为宜，最多不超过20人；②讨论人员的座位排列应以平等型座次为原则；③时间通常控制在1～2小时。

在组织进行小组讨论过程中，在个人技巧方面，还应注意掌握以下7个方面的技巧。

（1）充分准备，热情接待 作为主持者，应做好充分的准备，热情接待参与者，要使参与者尽早感受现场的气氛。

（2）相互认识、打破僵局 要会通过已掌握的参与者的相关信息，尽快找出合适的切入点来介绍各位，并使参与者感觉到在小组中的平等地位，打破因相互不熟悉所致的无人主动发言的僵局。

（3）巧妙使用引发材料 要善于熟练运用各种引发讨论话题的材料，如一个耐人寻味的问题、故事、相片及录像等，引导讨论的顺利展开。

（4）提出开放性问题 向讨论者提一个值得争论的开放性问题供大家议论，记录每一种意见并逐一提供给大家进行分析，最后做总结得出结论。

（5）轮流式发言 每个参与者都有发言的机会，防止"一言堂""一边倒"或"不吭声"等情况的发生。

（6）分散式议论 在提出某种难以立即回答清楚的问题时，可考虑采用先让参与者分小组议论的方法，再汇总意见，集中讨论后得出结论。

（7）无记名提案讨论法 让每个人将意见写在统一的纸片上，集中放在纸箱中，然后每个人再随机抽取一张，宣读纸上写的内容，根据发现的问题进行讨论。此方法适用于对敏感问题的讨论。

三、演讲技巧

演讲是指以口头的形式，通过有意识地组织和表达思想、观点、信息或故事来与听众进行沟通或交流的活动。它通常发生在公共场合，如会议、学术讲座、演讲比赛、庆典或其他特殊场合。

演讲的目的可以是启发、教育、娱乐、说服、激励或引发讨论。演讲者通常有一个明确的主题或目标，并使用合适的语言、声音、肢体语言和故事来吸引、打动、影响和引导听众。演讲者需要在准备演讲时进行深入研究和思考，以确保他们的演讲内容具有逻辑性、连贯性和可信度。

1. 演讲准备

（1）熟悉听众准备 了解听众的年龄、性别、教育程度、背景知识等基本特点。同时，了解他们的兴趣、关注点和需求，以确定演讲内容。

（2）选题准备　选取主题时要考虑受众需求、科学依据、实用性和可操作性，以及当前热点和趋势。确保选取的话题与听众的关切和期望相符，可以提供有价值和实用的信息，以增加演讲的吸引力和影响力。

（3）方案准备　明确演讲主题后，根据活动目标、受众分析，制订达到主题活动目的、满足受众听课、参与演讲的具体规划。

（4）材料准备　收集权威的学术研究、科学报告、政府机构发布的指南和建议、最新的研究文献、相关的案例和故事，并归类整理，按需要加工。

2. 演讲的语言技巧　演讲的语言技巧是指在演讲过程中使用的各种语言技术和技巧，旨在增强演讲的效果，提高沟通的效率。以下是一些常见的演讲语言技巧。

（1）清晰明确的表达　演讲者应该用明确、简洁的语言表达自己的观点和想法，避免使用过于复杂的词汇或长句子，以确保听众能够理解。

（2）使用生动的词语和形象的比喻　通过运用生动、具体的词语和形象的比喻，可以使听众更容易理解和记住演讲内容，并产生共鸣。

（3）利用声音的变化和节奏　通过调整语速、音量、音调和停顿等声音元素，可以激发听众的注意力和情绪，并使演讲更加生动有趣。

（4）使用幽默　适当的幽默可以缓解紧张气氛，吸引听众的注意力，增加演讲的趣味性和可信度。

（5）强调重点和关键词　通过对重点内容的强调和关键词的重复使用，可以使听众更加关注和记忆这些内容，提高演讲的逻辑层次和连贯性。

（6）与听众进行互动　通过提问、请愿、鼓励听众举手或参与讨论等方式，可以增加听众的参与感，使演讲变得更加有趣和互动性强。

（7）注意语言的节奏和流畅度　演讲者应该注意语言的节奏和流畅度，避免过多的停顿或填充词，保持一定的语言节奏，以使演讲更加流畅和易于理解。

3. 演讲的非语言技巧　指的是在演讲过程中，除了语言表达之外，通过身体语言、声音和视觉效果等方式来增强演讲的效果和互动。以下是一些常见的演讲非语言技巧。

（1）姿势和肢体语言　合理运用姿势和肢体语言可以增加演讲者的自信和说服力。例如，站姿要笔直，保持良好的姿态，手势应该流畅和谐，与演讲内容相配合。

（2）眼神接触　与听众建立良好眼神接触可以增强互动和信任感，演讲者需要有意识地与听众进行眼神接触，向听众传递自信和专注的信息。

（3）面部表情　能够传递丰富的情感和信息，演讲者要利用自己的面部表情来展现情感共鸣，例如微笑、眉毛的抬高、眼睛的放松等，以吸引听众的关注和共鸣。

4. 演示或示范技巧　健康教育工作者在健康教育活动中，可以运用演示和示范技巧来增强参与者的学习和理解。以下是一些常用的演示、示范技巧。

（1）实物展示　展示与健康相关的实际物品，例如模型、工具或产品，以帮助参与者更好地理解相关概念或技巧。

（2）视频示范　通过播放相关的教学视频，演示正确的技巧和做法，以便参与者能够直观地观察和学习。

（3）互动体验　让参与者亲自参与演示和示范活动，通过亲身体验来加深对技巧和知识的理解。

（4）情景模拟　通过模拟实际情境，让参与者在安全的环境中体验并学习相应的技巧，增强参与者的应用能力。

（5）分组活动　将参与者分成小组，并要求他们在小组内进行示范和模拟，以促进参与者之间的互动和学习。

（6）反复演示　通过多次重复演示和示范，确保参与者对技巧和知识的掌握程度，并及时纠正错误。

四、传播材料制作技巧

1. 传播材料分类　在健康教育中，传播材料可以根据其形式和内容进行分类。

（1）印刷品　包括海报、单页、折页、手册、小册子等。这些材料通常使用文字、图像和图表来传达健康相关的信息，向目标受众提供资料和指南。

（2）多媒体资料　包括视频、动画、幻灯片演示、电子书等。这些材料借助视觉和听觉效果，通过图像、声音和动画来传递信息，更具吸引力和互动性。

（3）数字媒体　包括网站、应用程序、社交媒体平台等。这些平台可以为用户提供多种形式的健康教育内容，如文章、视频、互动工具等，便于用户随时随地获取和分享信息。

（4）演示工具　包括投影仪、电子白板、模型、实物道具等。这些工具可用于演示和解释复杂的概念、过程或系统，以促进观众的理解和参与。

（5）社区传媒　包括传单、公告板、社区广播、电视节目等。这些媒介通过在社区中展示健康信息，吸引目标受众的注意，扩大健康教育的覆盖范围。

（6）互动工具　包括游戏、问卷调查、小组讨论等。这些工具可以使参与者积极参与，从而促进学习和交流。

2. 传播材料使用技巧

（1）个性化　传播材料需要针对每个个体的特征和兴趣进行定制，以满足其个人需求和偏好。个性化的材料能够更好地吸引目标受众的注意力并激发其兴趣。

（2）定位明确　材料需要明确传达其针对性目标受众的价值和好处，突出解决他们问题或满足他们需求的特定点。

（3）相关性　传播材料应与目标受众的背景、兴趣和需求密切相关。内容应以个体关心的话题为中心，提供实用的信息，使其能够获得个人价值。

（4）感情共鸣　材料应能够引起目标个体的情感共鸣，通过故事、案例或引用个人经历，创造与他们之间的情感联系。这种共鸣能够增加材料的亲密感和可信度。

（5）渠道多样性　传播渠道应包括目标个体常用的媒介和平台。例如，社交媒体、电子邮件、短信等，确保传达信息的多样性和覆盖范围。

（6）互动性　与目标受众进行积极的双向交流是个体传播的重要特征。提供机会让个体提出问题、表达想法、给予反馈，并及时作出回应，建立良好的互动关系。

（7）可量化的跟踪和分析　通过使用技术工具和指标，对个体传播活动进行跟踪和分析。从中了解个体反应、参与度和效果，以便进行优化和改进。

3. 使用面向群体的传播材料特征

（1）通用化　传播材料需要适应广泛的受众群体，具备一定的通用性。内容应尽量广泛适用，符合大多数人的共同需求和利益。

（2）群体利益　传播材料应关注群体利益和问题，强调共同目标和价值观。突出与群体相关的关键信息，激发他们的集体归属感和认同感。

（3）集体合作　材料可以鼓励群体成员之间的合作和协作，推动集体行动和共同努力。

（4）多样性　即使面向群体，传播材料也应考虑到群体内部的多样性。尽量包含不同观点、需求和背景的内容，以确保能够吸引和满足不同个体的需求。

（5）强调共同利益　强调群体受众与传播材料之间的共同利益和关联。说明如何通过群体努力实现共同目标，激发参与和投入的意愿。

（6）快速传播　群体传播材料的目标是在较短的时间内快速传播给更多的人。因此，材料应易于分享和转发，通过各种媒介和渠道快速扩散。

4. 不同类型传播材料的特点

（1）平面类传播材料的特点

1）海报　通常包含多种元素，如图像、文字、颜色和图形设计，以吸引人们的注意并激发兴趣。海报的优点是易于设计和制作，强调视觉吸引力，目标受众广泛，传播效果直接快速，成本相对较低；缺点是可视时间有限、信息有限。

2）单页　通常是一张纸，上面包含了有限的信息和内容。它通常用于传递简洁明了的信息、介绍产品或活动，或者用作宣传材料。单页的优点是设计简单、制作快捷、成本低廉；缺点是不易保存、吸引力差、信息受限。

3）折页　是一种将一张纸折叠成多个部分的印刷品或宣传资料。通常，折页由一张大纸折叠成多个矩形或正方形的小页，以便提供更多的空间展示内容。折页可以是单折页（双面）或多折页。折页的优点是设计精美、图文并茂，内容清晰、信息明了，便于携带和保存。缺点是制作成本高于单页。

4）小册子　是一种具有多页、短小精悍的印刷品或宣传资料。它通常由一张大幅印刷纸或纸张折叠而成，以形成多个页面，用于呈现详细的信息和内容。小册子的优点是信息量大，内容系统完整、图文并茂，可读性强；缺点是制作成本较高、发放和携带不便、阅读时间较长。

（2）音频传播材料的特点　音频传播材料的优点是方便听取、不受空间限制，传播速度快，受众更广泛，更容易引起听众的共鸣和情感反应，制作简易方便、成本低；缺点是信息密度低，难以回放和参考，不直观生动，单向传播、针对性差，无法与听众互动。

（3）视频传播材料的特点　视频传播材料的优点是有画面，有声音，多感官体验，信息丰富，传播效果好，而且播放次数不限；缺点是设计制作要求高、成本高，播放时需要媒介依赖。

（4）实物类传播材料的特点　实物类传播材料的优点是信息载体为实物，长效可见，普遍受目标人群的欢迎和喜爱；缺点是成本较高，信息量少，传播范围受限。

五、新媒体应用技巧

新媒体是指利用计算机和网络技术，以数字化形式传播信息的一种媒介形态，具有实时性、互动性和个性化特点。

1. 网站　是用户获取有关健康信息的可靠来源之一。通过网站，用户可以访问到经过专业认证或权威机构发布的科学、准确的健康信息。搜索引擎作为网络上的重要平台，通过辨别信息真伪，甄别筛选，控制健康信息内容，从而对社会舆论及公众获取健康相关知识形成引导。

2. 微博　是一种基于互联网的社交媒体平台，用户可以在微博上发布和分享短文、图片、视频等各种形式的信息，并与其他用户进行互动和交流。微博内容简洁，迎合现代人生活节奏快、时间碎片化严重的特点；微博观点精悍锐利，吸引了人们的阅读和参与，增加了信息的黏性和影响力；微博具有较强的时效性和广泛性。当重要事件和敏感内容发生时，微博可以在第一时间得到广泛传播，使得信息能够快速在用户之间流传开来；能够调动每一个参与者的互动性，推动人与信息的互动。

3. 微信公众号 微信具有操作便捷、人际交流时效高、内容推送丰富、消息推送精准等特点。通过微信公众号传播营养与健康知识，广泛应用于营养与健康教育中，丰富的内容推送可以满足不同人群对健康知识的需求，同时，微信能根据用户的兴趣和需求进行个性化推送，提高信息传达的精准度和效果。

4. 应用程序 随着信息通讯技术的发展，人们健康需求随之发生改变，智能化的健康管理服务成为未来重要发展方向。智能化服务可以根据个人的身体数据、健康状况、饮食习惯和偏好等因素，提供个性化的合理膳食建议；通过智能穿戴设备、健康监测器等工具，收集用户的身体指标数据，如体重、血压、血糖等，并与饮食记录和运动数据相结合，提供全面的健康评估和管理方案。

🔗 **知识链接**

自媒体

自媒体又称"公民媒体"或"个人媒体"，是指私人化、平民化、普泛化、自主化的传播者，以现代化、电子化的手段，向不特定的大多数或者特定的单个人传递规范性及非规范性信息的新媒体的总称。自媒体有别于由专业媒体机构主导的信息传播，它是由普通大众主导的信息传播活动，也是指为个体提供信息生产、积累、共享、传播内容兼具私密性和公开性的信息传播方式。论坛、博客、微博、微信以及新兴的视频网站构成了自媒体现存的主要表达渠道，然而随着个人用户对互联网的深度使用，以网络为代表的个人门户类网站将成为自媒体的新兴载体。媒体的内容构成没有既定的核心，想到什么就写什么，只要觉得有价值的东西就分享出来，平民化、个性化是自媒体的重要特点。在字数方面一般都会控制在 1000 字左右，让看者可以在 10 分钟内流畅阅读完。

自媒体已成为公共营养师开展营养传播的重要手段。

六、新形势下健康传播的特点

新媒体的快速发展使公众可以获取更丰富的健康资讯，同时对传统的健康传播方式从整体框架和解决方案上带来了变革，也从根本上改变了人们的生活方式。具有以下特点。

1. 全球性问题 健康传播已经超越国界，成为全球性问题。随着全球化的发展，人们的交流和移动变得更加频繁，疾病传播的速度也更快。健康传播需要跨国合作，共同应对全球性的健康挑战。

2. 多元化媒体环境 新媒体的迅速发展和普及，为健康传播带来了更多的渠道和形式。传统媒体，如电视、广播和报纸，仍然扮演着重要角色，但新媒体平台的兴起，如社交媒体、微博、微信和健康应用程序，使健康信息能够更广泛地传播和获取。健康传播需要适应不同媒体平台的特点，利用多种渠道和形式传递信息，以便更好地与受众进行互动和交流。

3. 信息过载和谣言传播 互联网时代带来了大量的健康信息，但其中并非全部准确可信。信息过载和谣言传播成为健康传播的主要问题之一。人们需要学会辨别真实信息和虚假信息，媒体和健康专家也有责任提供准确可信的信息，帮助公众作出正确的决策。

4. 个性化和定制化 健康传播越来越注重个性化和定制化。人们的健康需求和意识各不相同，传统的广告和宣传无法满足所有人的需要。健康传播需要针对不同人群制订针对性的策略，提供个性化的健康信息和服务，满足人们多样化的需求。

5. 社交化和参与性 社交化和参与性成为健康传播的新特点。人们通过社交媒体平台分享健康经验、交流意见和寻求支持，形成健康知识共享的社区。健康传播需要借助社交媒体的力量，促进人们之间的互动和交流，激发公众的参与意识和行动力。

目标检测

答案解析

一、单选题

1. 拉斯韦尔传播模式包括的基本构成要素有（　　）

    A. 2 个　　　　　　B. 3 个　　　　　　C. 4 个　　　　　　D. 5 个

2. 制订健康教育传播材料时，不是很重要的是（　　）

    A. 材料是否具有可读性　　　　　　　　B. 形式、风格是否易于被目标人群接受

    C. 语言是否精美，富有哲理　　　　　　D. 材料提供的信息是否全面、准确

3. 传播是人类通过（　　）交流信息的活动

    A. 语言和符号　　　　　　　　　　　　B. 语言和媒介

    C. 符号和示意　　　　　　　　　　　　D. 符号和媒介

4. "人与人之间面对面直接地信息交流"属于（　　）

    A. 人际传播　　　　B. 组织传播　　　　C. 自我传播　　　　D. 大众传播

5. 科普文章的准确性不包括（　　）

    A. 概念准确　　　　B. 数据准确　　　　C. 字数准确　　　　D. 事实准确

6. 下列关于大众传播的特点不正确的是（　　）

    A. 信息公开　　　　　　　　　　　　　B. 信息扩散迅速而广泛

    C. 传播对象不固定　　　　　　　　　　D. 信息反馈速度缓慢且缺乏自发性

二、多选题

1. 一个传播过程由（　　）等要素构成

    A. 传播者　　　　　　B. 受传者　　　　　　C. 信息

    D. 传播媒介　　　　　E. 反馈

2. 社区营养教育的基本交流模式有（　　）

    A. 单向交流　　　　　B. 双向交流　　　　　C. 大众交流

    D. 参与式交流　　　　E. 教学交流

3. 营养教育的途径有（　　）

    A. 电影　　　　　　　B. 面对面交流　　　　C. 讲课

    D. 个体传播　　　　　E. 大众传播

4. 针对个体传播的主要材料有（　　）

    A. 传单　　　　　　　B. 折页　　　　　　　C. 招贴画

    D. 海报　　　　　　　E. 小册子

5. 在进行人际传播沟通时（　　）

    A. 交谈时要寻求共同点　　　　　　　B. 力求讲普通话，不得使用方言或当地话

    C. 听对方讲话要专心倾耳细听　　　　D. 听话时不要在意对方的"话外音"

    E. 谈话时要及时取得反馈

书网融合……

本章小结

习题

项目五　营养健康教育活动的组织实施

任务一　方案设计

⇒ 案例讨论

案例　在当前社会，老年人群体由于营养知识的缺乏、饮食习惯不合理等因素，面临着营养不良和营养过剩的双重挑战。他们中的许多人游离于传统的健康教育体系之外，未能通过社区、医疗机构等途径获得必要的营养健康知识。为此，某地区计划开展针对老年人的营养健康教育项目，以提高他们的营养健康意识和自我保健能力。

讨论　该项目的申报书，项目方案设计主要包含哪些内容？

营养健康教育的基本流程包括需求评估、计划制订、实施和评价，每个阶段有相应的技术方法。营养健康教育遵循一般健康教育项目组织实施流程，内容更着重于合理营养、健康饮食行为和食品安全等方面。营养健康教育的目的是提高人们的营养素养，引导他们形成健康的饮食行为和生活方式，预防疾病，促进健康。

一、需求评估

需求评估又称诊断，是项目设计的第一步。设计一个营养健康教育项目，首先需要了解目标人群是谁，存在哪些营养问题，需要哪些营养知识和技能，喜欢什么传播方式和方法，目前已拥有的营养健康教育资源和技术等。营养健康教育诊断是进行营养健康教育的基础工作，只有进行全面细致的诊断，才能实施有效的营养健康教育项目。

需求评估通常以美国学者格林提出的格林模式（PRECEDE—PROCEED 模式）用于指导，它结合了社会学和流行病学的研究方法（图 5 – 1）。

PRECEDE

| 第五步
管理与政策诊断 | 第四步
教育与生态诊断 | 第三步
行为与环境诊断 | 第二步
流行病学诊断 | 第一步
社会诊断 |

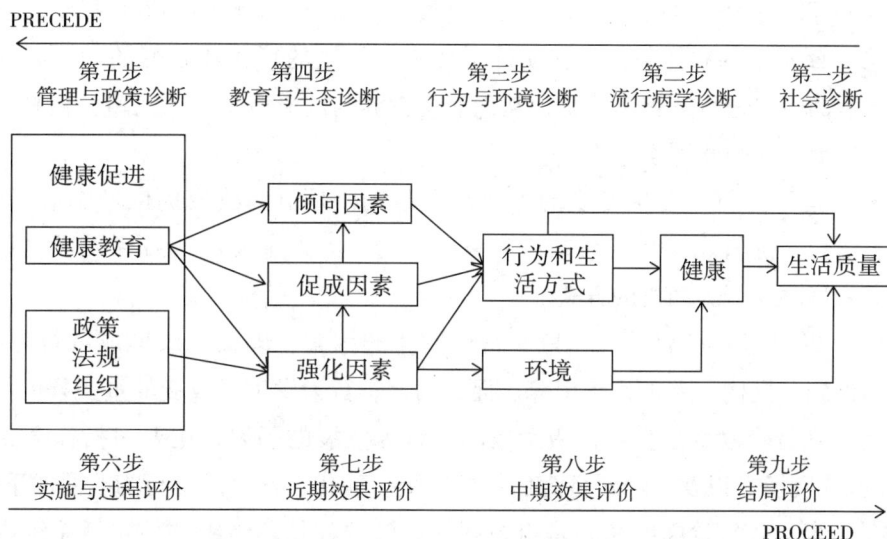

| 第六步
实施与过程评价 | 第七步
近期效果评价 | 第八步
中期效果评价 | 第九步
结局评价 |

PROCEED

图 5-1 PRECEDE—PROCEED 模式（格林模式）

在营养健康教育诊断（PRECED）阶段，格林模式指出工作的方向是从右向左，在营养健康教育干预（PROCEED）阶段，工作方向是从左向右的。PRECED 是教育诊断中的倾向、促成以及强化因素，PROCEED 是在实施教育和环境发展中运用的政策、法规和组织手段。根据格林模式，营养健康教育诊断主要从社会、流行病学、行为、环境、教育、管理与政策几个方面进行诊断。

1. 社会诊断 目的和任务在于评估目标人群的生活质量，并找出影响其生活质量的营养与健康问题，了解目标人群所处的社会环境对其营养与健康的影响。

（1）生活质量 营养状况和健康水平是评价一个人生活质量的重要指标，同时生活质量又会对营养与健康产生重要影响。生活质量指标包括主观和客观两方面。客观指标包括居住条件、环境状况、教育程度、卫生服务、营养状况、疾病或健康问题指标等，可以通过查阅政府及卫生机构统计资料和文献回顾、专家咨询等方法获取。主观指标包括某些社会条件、人际关系、心理状况等因素决定的生活满意度和幸福感，考察的是人群对生活质量的主观感受，可以通过调查、访谈、座谈会、小组讨论的方式获取。

（2）社会环境 是人类生存及活动范围内的社会物质、精神条件的总和，包括政策、经济、文化、服务等。了解目标人群的社会环境可以帮助确定影响生活质量的营养与健康问题，分析营养与健康问题和健康相关行为问题发生发展的原因。可以通过查阅档案资料、回顾文献、专家咨询、调查、访谈、座谈会等方法获取。

2. 流行病学诊断 确定目标人群的主要营养与健康问题及其分布，分析引起这些问题的行为和环境因素。它与社会诊断相互补充，主要从宏观的社会政策、经济、文化等问题切入，找出营养与健康问题的社会决定因素，从而制定解决问题的政策，保护和促进人群的健康。流行病学诊断的内容主要包括：①威胁目标人群的主要营养与健康问题；②营养与健康问题在人群中的分布情况；③影响该营养与健康问题的主要因素；④改变这些因素所需要的条件和资源；⑤营养与健康教育在其中发挥的作用。流行病学诊断可以通过现有政府和卫生机构统计资料进行分析，也可以通过现场开展流行病学调查。

3. 行为与环境诊断 确定导致目标人群营养与健康问题发生的行为与环境因素。①明确区分与该营养与健康问题相关的行为或环境因素；②明确与该营养与健康问题影响最大或最直接的行为或环境因素；③区分容易改变的行为或环境因素，以及不能或难以改变的行为或环境因素。可以采用现场调查、文献检索、专家咨询等综合方式进行，在实际操作过程中可以与社会诊断和流行病学诊断结合进行。

4. 教育与生态诊断 目的和任务在于在明确了要进行干预的行为或改变的环境因素的基础上，对导致该行为发生发展的因素进行调查和分析，从而制定营养与健康教育干预策略。格林模式将这些因素分为倾向因素、促成因素和强化因素。

（1）**倾向因素** 是目标行为发生发展的主要内在基础，是行为改变提供理由或动机的先行因素，包括个人的知识、信念、价值观以及行为动机和意向。这一因素主要反映目标人群改变现有行为的程度，以及提升目标人群改变行为动机的方式。

（2）**促成因素** 指能够使行为动机和意愿得以转化的因素，即实现或形成某行为所必需的技能、资源和服务，包括设施、机构、人员、费用等。促成因素是行为发生或改变的重要条件。

（3）**强化因素** 在行为发生改变后，激励或减弱行为发展的因素，主要包括社会支持（如大众媒体）、同伴影响、家人赞扬，以及人们对行为后果的感受。强化因素是维持行为改变的重要手段。

5. 管理与政策诊断 管理诊断的核心是组织评估和资源评估。组织评估包括系统内分析和组织间分析。系统内分析包括健康教育机构，该机构有无工作经历和组织能力，现有人力和物力资源情况如何等。组织间分析包括该健康教育项目与本地区卫生规划的关系、政府行政部门对健康教育项目的重视程度、目标人群接受和参与该健康教育项目的意愿和现况。

政策诊断主要内容是了解项目地区的现有政策情况。如有无与项目计划目标相一致的支持性政策，该政策是否完善等。

二、计划设计

一个营养健康教育项目确定要实施后，需要为这个项目的全面实施制订一份综合性计划。项目计划包括项目目标、项目内容和任务、实施进度、项目人员分工、预算、监测与评估方案等。

（一）确定项目目标

选出优先干预的行为后，基于对个体行为影响因素的分析确定干预目标。项目目标是计划实施和效果评价的依据，如果没有明确的目标，干预设计将没有意义。

项目目标分为总体目标和具体目标。总体目标是项目的宏观、长远的努力方向，是项目理想的最终结果。例如，降低某个地区的糖尿病发病率，改善某个群体的整体健康状况，提高社区居民的生活质量等。具体目标是项目直接解决的问题，例如，明确对谁？实现的变化？多久实现这种变化？变化程度？如何衡量这种变化？

1. 总体目标 在执行某项营养与健康教育计划后预期应达到的理想影响和效果。总体目标通常是宏观的、笼统的、长远的，是计划努力的方向。

2. 具体目标 为实现总体目标而设计的具体的、可测量的分目标，是明确的、具体的、可测量的指标。具体目标必须为实现总体目标而服务。

具体目标的制订应遵循 SMART 原则。具体来说，需要回答 4 个"W"和 2 个"H"。①Who（对谁）：明确目标适用的目标人群或受益者。例如，中学生、社区居民等。②What（实现什么变化）：具体描述期望实现的变化。例如，增加蔬果摄入量、提高健康知识水平等。③When（在多长限期内实现这种变化）：设定目标达成的时间范围或截止日期。例如，在一年内、每月逐步改善等。④Where（在多大范围内实现这种变化）：确定变化应在哪个范围内实现。例如，在整个学校、某个社区等。⑤How much（变化程度多大）：描述期望的变化程度。例如，蔬果摄入量增加到每天 2 份、健康知识得分提升

10%等。⑥How to measure it（如何测量该变化）：定义如何测量和评估目标达成程度的方法和指标。例如，通过问卷调查、体检数据、成绩评估等方式。

营养健康教育的具体目标可以分为教育目标、行为目标和健康目标，三者形成目标体系，反映出营养健康教育项目体系中各部分之间的结构关系。

（1）教育目标　关注的是知识、信念、态度、价值观和行为技巧等方面，它们是实现行为改变必须具备的要素。教育目标的达成对于促进目标人群的认知理解、意识觉醒等具有关键作用。例如，提高营养知识水平、改变对健康饮食的态度、培养健康的生活方式信念等。

（2）行为目标　是具体的行为干预计划预期改变的内容，它们关注目标人群的具体行为改变。行为目标通常是近中期的目标，可以直接衡量和观察。例如，增加蔬果摄入量、减少高盐食物的摄入、控制饮食中糖的摄入等。行为目标的达成反映了目标人群的实际行动改变程度。

（3）健康指标　关注的是个体或人群健康状况的改变，可以是生理、生化指标的改变，也可以是疾病发病率或死亡率的变化。健康指标可以是执行期内发生的短期效应，也可以是执行期结束后的远期效应。例如，降低肥胖率，减少心血管疾病的发生率，改善血液中胆固醇水平等。

> **📎 知识链接**
>
> ### SMART 原则
>
> SMART 原则是管理学专家彼得·德鲁克在《管理的实践》中提出的一种理论，被认为是最有效的目标设定原则，每个字母代表了一个单词，分别诠释了目标设计的五个方面：①目标必须是具体的（specific）；②目标必须是可以衡量的（measurable）；③目标必须是可以达到的（attainable）；④目标必须和其他目标具有相关性（relevant）；⑤目标必须具有明确的截止期限（time‑based）。

（二）确定目标人群和项目内容

1. 确定目标人群　目标人群是指营养健康教育计划干预的对象或特定群体。根据健康教育诊断的结果，明确特定营养健康问题在社区人群的分布，由此确定目标人群。目标人群可以分为四类。

（1）一级目标人群　直接接受项目或干预措施的人群，也是最直接受益和受影响的对象。

（2）二级目标人群　与一级目标人群有直接利益关系，并且对他们的信念和行为有重要影响力。如一级目标人群的配偶、父母、子女。

（3）三级目标人群　一级目标人群信任的、对他们的信念和行为有较大影响力的人群。如医务人员、有关行政领导、当地名人等。

（4）四级目标人群　能够对一级目标人群行为改变产生影响的社会环境因素。如，政府领导者、决策者、组织领导者出台的支持性政策等，改善社会支持，为一级目标人群行为改变提供支持。

一般小型的营养健康教育项目，目标人群设置到二级或者三级即可，三级目标人群通常会考虑一级目标人群所在社区、工作单位或学校的管理人员。

2. 确定干预内容　行为和环境的改变是通过知识、信念、态度、价值观的改变和社会的支持而实现的。确定干预内容就是确定倾向因素、促成因素和强化因素中的重点干预指标。根据不同的目标人群分类进行三种行为影响因素中的重要因素，最后根据计划目标选择干预内容。

3. 确定干预场所　营养健康教育干预场所是指针对项目目标人群开展营养与健康教育活动或者干预的主要场所，是将营养健康教育干预活动付诸实践的有效途径。营养健康教育干预活动是否能得到有效实施，一定程度上取决于场所是否适宜。根据项目内容、目标人群和可用资源来选择合适的干预场所。营养健康教育场所主要有学校、医院、社区、工作场所和商业场所。

4. 确定干预策略　根据行为改变和行为影响因素的角度，营养健康教育干预策略分为教育策略、政策策略、环境策略、资源策略和人际干预。

（1）教育策略　包括信息交流策略、技能培训策略和行为干预策略。

（2）政策策略　包括与某营养健康问题相关的政策、法规、制度、规定等。

（3）环境策略　改善有关社会文化环境和物质环境的各种策略手段。

（4）资源策略　动员、筹集、分配、利用社区中各种有形和无形资源的方法。

（5）人际干预　利用好榜样的社会示范作用，对人的行为进行干预。

5. 确定教育活动日程　营养健康教育项目的活动日程可按程序安排，整个教育活动大致可分为4个阶段。明确每一项工作的时间节点、对应工作人员和经费预算，并以图或表的形式加以表示。

（1）调研计划阶段　包括营养健康教育需求评估、制订项目计划、制订监测和评价计划。

（2）准备阶段　包括制作营养健康教育材料和预试验、人员培训、物质资源准备等。

（3）执行（干预）阶段　包括干预活动开展、各种媒介渠道应用，监测与评价计划的执行等。

（4）总结阶段　包括整理与分析所收集的材料和数据，撰写项目总结评价报告，规划今后工作等。

6. 确定工作人员队伍　是为项目管理和实施提供一份详细的人员需求、来源、安排和使用方案。项目人员计划要说明项目管理各层所需要的人员数量、专业结构、年龄结构、职务职称结构、工作背景和经验，以及在各个部门和岗位的分布。项目执行人员计划要特别提出每个工作岗位的工作任务和范围，以及与其他人员和岗位的关系。

7. 确定监测与评价计划　监测与评估是营养健康教育项目的重要工作内容和项目设计的关键环节，在项目设计阶段应该明确监测评估方法、指标、实施机构、人员及时间等，以便及时发现项目实施过程中的问题并进行调整。

8. 确定项目预算　制订项目预算是为未来实施项目提供经费保障。根据项目活动的目标人群、内容与规模，分别测算出各项活动的开支类别及所需费用，得出整个项目的预算。

任务二　实施与管理

⇨ **案例讨论** --

　　案例　某贫困县为响应国家印发的《关于做好农村留守儿童健康关爱工作的通知》精神，决定启动"农村留守儿童营养教育项目"，旨在改善农村留守儿童的营养状况，提高他们的健康水平。

　　讨论　为保证该营养健康教育项目的顺利进行，该如何实施？有哪些基本要素？

　　营养健康教育项目的实施是按照已制订的计划去实现目标、获得效果的过程。因此，项目的实施就是将计划转变为行动，按照计划开展各项工作。营养健康教育项目实施的SCOPE模式将复杂的实施工作归纳为五大环节，包括制订项目实施工作计划表、控制实施质量、建立实施的组织机构、培训实施项目的人员、配备所需设施设备等。

> **知识链接**
>
> SCOPE 模式
>
> 制订实施时间表（schedule）；
>
> 控制实施质量（control of quality）；
>
> 建立实施的组织机构（organization）；
>
> 配备和培训实施工作人员（person）；
>
> 配备和购置所需设备物件（equipment）。

一、制订实施工作计划表

实施工作计划表也是项目进度表，可用来对照检查各项工作的进展速度和完成情况。实施计划时间表以时间为引线，将各项实施工作的内容、具体负责人员、监测指标、经费预算、特殊需求等进行排列。

1. 工作内容 指各项具体活动。按照活动的先后顺序，将主要的各项工作内容列入时间表中，不需要将实施活动分解得过细。根据工作内容确定所需时间，工作时间应该服从工作质量，要确保有足够的时间完成重点工作内容。

2. 负责人员 每项活动的具体负责人员。每项工作的进展情况需要向项目负责人进行报告，以确保项目的总进度。

3. 监测指标 监测该项工作完成情况的依据。如培训通知、总结、学员名单和照片等作为培训的监测指标。每一项工作都需要一个或多个能监测其执行情况的指标，特别是列入时间表的重要活动，应该明确完成的指标。

4. 经费预算 对该项活动所需要的费用的估计。合理分配各项活动经费，避免出现有的活动经费过多，有的活动经费不足的情况。

5. 特殊需求 该项活动所需要的特定设备、资料、场所以及技术支持等特殊需求。

制订时间表的重点是时间计划的安排和经费的测算。制订者在计划每项活动的时间时，应考虑实际操作中可能遇到的困难等因素，根据实际条件，结合以往经验，作出科学的安排。编制经费预算时要考虑活动内容、所需人力、所需时间、所需设备等因素，实际经费开支与预算之间的差距最好控制在10%以内。

二、控制实施质量

质量控制是指利用一系列方法来保证规划执行过程的质量，即为使产品或服务达到质量要求而采取的技术措施和管理措施方面的活动。在营养健康教育项目实施过程中，采用一定的手段和方法对实施过程进行监测和评估，了解实施过程和实施效果，发现和解决实施过程中出现的问题，及时调整实施策略、资源分配和工作进度，控制实施质量，以保证计划的顺利实施和取得预期效果的重要环节。质量控制的内容如下。

1. 对工作进度的监测 各项活动是否按照时间进度表进行，已经完成的活动是否在预计的时间内。如有特殊情况需要调整时间，应与项目负责人进行沟通，统一部署，以免影响其他活动进程或整个活动进程。

2. 对活动质量的监测 各项干预活动都有特定的质量要求，如传播材料覆盖率、培训参与率及活动参与率等。对于活动质量的监测主要注重各项干预活动是否按照计划执行，并达到预期目标。

3. 对项目工作人员能力的监测 主要考察工作人员是否按照计划接受了培训，是否有需要调整工作人员。

4. 对阶段性效果的监测 对人群知－信－行水平及危险因素的监测，有利于总结经验，及时发现问题，调整干预策略，确保项目目标的最终实现。

5. 对经费使用的监测 对各分项项目经费使用情况进行监测，有利于及时调整分项预算，控制整体预算支出，保证计划顺利实施。

三、建立实施的组织机构

营养健康教育项目计划的实施需要多部门的协作，做好各部门间的协调与合作是计划顺利实施的重要组织措施之一。实施组织经常包括实施工作的领导机构、具体承担实施任务的执行机构以及有关的协作单位。

1. 领导机构 如社区营养健康教育领导小组，包括与该计划实施直接相关的部门领导和主持实施工作的业务负责人。领导机构成员应该熟悉计划目的、内容以及工作日程，负责审批计划设计方案、组织项目计划的实施，审批项目计划经费预算，提供政策支持，协作解决项目实施过程可能遇到的难题。

2. 执行机构 是指具体负责计划运行和开展活动的机构。其职责是分解计划中的每项活动，将计划的意图付诸实施，开展活动，实现预定目标。执行机构人员的数量和专业组成需要根据计划内容确定，团队成员结构合理、队伍稳定。

3. 专家团队 营养健康教育项目是一项复杂的社会工程，需要多领域的专家参与，因此要成立多领域专家组成的专家组，其职责是解决与其专业相关的问题，并提出项目面临的风险和防控方案。

4. 协作单位 营养健康教育项目涉及多个部门参与，在项目执行过程中，应通过协作单位组织网络建设以协调社区内各有关部门的关系。

四、培训实施项目的人员

培训的目的在于让项目人员全面了解活动的目的、意义、内容以及要求，学习项目相关的专业知识和技术，提高工作水平与技能。

1. 项目管理人员的培训 内容包括如何制订项目计划、如何控制项目质量、如何进行人员管理、如何进行财务和设备管理以及如何进行项目评价与总结等。

2. 项目执行人员的培训 内容包括专业知识、传播材料的制作、人际交流技巧、人员培训方法以及健康干预方法等。

五、配备所需设施设备

营养健康教育项目的实施需要设施设备的支持。

1. 设备器材类

（1）教学设备类 包括投影仪、黑（白）板等。

（2）医疗仪器类 包括温度计、体重计、身体成分分析仪等。

（3）办公设备类 包括计算机、复印机、纸张等。

（4）交通工具类 包括车辆等。

（5）音（影）像设备类 包括摄像机、照相机、录音笔等。

2. 辅助媒体材料类 在实际工作中，还需要根据项目目标和传播内容来制作新的材料，以满足传播活动和受众的需要，如宣传画、宣传材料、微视频等新媒体制作。

任务三 评 价

⇒ **案例讨论** --

案例 为响应《"健康中国2030"规划纲要》和《国家营养计划（2017—2030年)》，提升农村地区老年人群的营养状况和健康水平，尤其是针对贫困及偏远地区老年人，某国家级贫困县启动了"农村老年人营养健康教育项目"。为保障项目的科学性和有效性，该县成立了由县政府、县民政局、县财政局、县卫生健康局、县农业农村局、县医院及各乡镇政府、乡镇卫生院等单位组成的项目领导小组和技术支持团队，共同制订并实施项目方案。

讨论 你知道项目实施方案中项目评价的意义吗？有哪些主要内容？

营养健康教育活动评价是一个系统的收集、分析、表达资料的过程，它贯穿营养健康教育活动的过程始终，旨在随时发现活动过程中可能出现的问题，为活动的进一步实施和以后项目的决策提供依据。活动评价不仅能了解营养健康教育活动的效果，还能全面监测、控制、保障计划的实施和实施质量，从而成为取得预期效果的关键措施。

一、评价的目的

营养健康教育活动评价的主要目的包括核实活动计划的先进性和合理性，监督活动计划的执行情况，判断活动预期目标的实现程度以及活动的可持续性，总结活动的成功与不足之处，总结活动过程中应该注意的事项，提出进一步提高的途径和方法。

二、评价的分类

1. 形成评价 是对项目计划可行性与必要性进行的评价过程，是一个完善项目计划，避免工作失误的过程，包括评价计划设计阶段进行的目标确定、目标人群、选择策略和方法设计等，其目的在于使计划符合实际情况。此外，在计划执行过程中及时获取反馈信息、纠正偏差，进一步保障计划的成功，也属于形成评价的范畴。因此，形成评价主要发生在项目设计阶段及项目实施阶段。形成评价的具体内如下。

（1）项目目标是否符合目标人群的特点，如营养知识水平、态度和行为、健康状况和活动的可及性。

（2）了解干预策略的可行性，如目标人群的文化程度、健康教育资源的可及性、政策制定和环境改善的受益人群、影响程度和可行性等。

（3）传播材料、测量工具、预试验及政策制定和环境改善试点等。

（4）是否在最初的计划执行阶段根据出现的新情况、新问题对计划进行适当调整。

在形成评价中可采用多种技术，包括文献档案资料的回顾、专家咨询、专题小组讨论、目标人群调查、现场观察、试点研究等。形成评价的指标一般包括项目的科学性、政策的支持性、技术上的适宜性、目标人群对策略和活动的接受程度以及项目目标是否合理、指标是否恰当等。

2. 过程评价 起始于项目开始实施之时，贯穿项目执行的全过程。完善的过程评价资料可以为解释项目结果提供丰富的信息。在计划执行阶段，过程评价还可以有效地监督和保障计划的顺利实施，从而促进项目目标的成功实现。过程评价的内容如下。

（1）针对目标人群的评价 包括哪些人参与了营养健康教育项目；接触到哪些干预活动；目标人群对干预活动的反应如何；是否满意并接受这些活动（包括对干预活动内容的满意度、形式的满意度、组织的满意度、对人际关系的满意度等）；目标人群对各项干预活动的参与情况如何。

（2）针对项目进程的评价 包括项目活动的执行率；干预活动的覆盖率；有效指数；资源使用进度指标（项目经费使用率、年度费用使用率、费用进行比等）。

（3）针对组织的评价内容 包括项目涉及了哪些组织；各组织间是如何沟通的；他们参与项目的程度和决策力量如何；是否需要对参与的组织进行调整，如何调整；是否建立了完善的信息反馈机制；项目档案、资料的完整性、准确性如何。

过程评价方法可以分为查阅档案资料、目标人群调查和现场观察三类。例如，项目活动进度、目标人群参与情况、费用使用情况可以通过查阅资料获得；目标人群满意度等可以通过目标人群定性、定量调查获得。此外，干预活动执行情况、目标人群参与情况、满意度等还可以通过现场观察来了解。

3. 效应评价 是评估项目引起的目标人群健康相关行为及其影响因素的变化。与健康结局相比，健康相关行为的影响因素及行为本身较早发生变化，故效应评价又称为中期效果评价。效益评价常用指标包括营养知识知晓率、营养健康素养水平、信念持有率、行为形成率、行为改变率以及是否有新的政策法规出台、是否有环境服务条件方面的改变等。

4. 结局评价 通过项目执行，提高目标人群的健康水平，提高生活质量，是营养健康教育工作的最终目的。结局评价正是立足于评价营养健康教育项目所引起的目标人群健康状况乃至生活质量的变化。对于不同的健康问题，从行为改变到出现健康状况改善所需的时间不同，但均在行为改变之后出现，故结局评价也常被称为远期效果评价。评价内容如下。

（1）健康状况 生理和心理健康指标、疾病和死亡指标。

（2）生活质量 生活质量指数、生活满意度指数等。

5. 总结评价 是形成评价、过程评价、效应评价和结局评价的综合考量，以及对各方面资料作出的总结概括，能全面反映营养健康教育项目的成功之处与不足，为今后的计划制订和项目决策提供依据。

三、项目评价的步骤和方法

一个完整的营养健康教育项目评价应遵循以下步骤，即全面收集项目信息，分析项目作用机制，判断项目价值，报告和推广评价结果，使评价具有系统性、逻辑性、全面性。

1. 识别项目评价结果使用者 通过识别项目评价结果的使用者，来了解项目信息需求。营养健康教育项目使用者一般可分为5类：①政策制定者；②项目资助者；③项目管理者；④项目受益者；⑤项目潜在使用者。

各类使用者对项目信息的需求不同，具体如下。

（1）政策制定者和项目投资者 这两类使用者趋向于得到能够帮助他们解决更广泛的健康教育与

健康促进问题的项目信息。比如，他们想知道项目是否应该继续或终止、是否能够推广、项目策略是否需要调整、是否需要增加投入等。因此，他们更关注项目的整体效果，希望评价信息能够丰富他们对项目的思考，使他们对项目作出整体性和综合性的判断。

（2）项目管理者　主要任务是按照项目设计方案严格执行项目。因此，他们更关心如何使项目实施得更好，与类似项目相比时会有更好的效果。项目团队最关心的是每天的工作和技术以及与项目实施相关的细节。

（3）项目受益者　对项目的效果更感兴趣。同时，他们还希望了解这些服务项目的效果和费用及哪些是具有成本效益的信息。

在项目评价中，正确识别项目评价结果的使用者，明确他们希望从项目中获得的信息，对于项目评价具有重要意义。首先，及时地将评价结果报告给使用者，可以使其掌握项目进展情况，以便加强对项目的控制，及时纠偏；其次，项目评价结果可以帮助决策者对是否继续支持项目作出客观判断；最后，项目评价结果可为扩大项目范围、推广项目经验等提供依据。

2. 确定项目评价问题　项目评价的实施是回答项目评价问题。好的评价问题必须能够说明项目的成效，满足项目利益相关者的信息需求。评价问题是项目评价的核心。要想设计出好的问题，必须了解项目利益相关方对哪些问题感兴趣，将评价问题集中在利益相关者所关注的问题和信息需求上，根据现有评价技术、数据可得性、评价可操作性和社会伦理标准，通过与利益相关者协商确定。常用的评价问题如下。

（1）项目有效吗？

（2）为什么有效？解释项目的有效性和项目有效性形成的机制。

（3）全部效果是什么？回答全部效果，包括非预期的和长期效果。

（4）项目效果能持续多久？回答项目效果的持续性。

（5）项目费用多少？回答项目已经使用的资源量。

（6）项目具有成本效益吗？与其他项目进行成本效益比较，或进行自身的投入产出比较。

（7）项目对象或项目人员怎么看待这个项目？判断项目的可接受性和满意度。

（8）项目让其他人群也同样受益吗？判断项目的公平性。

（9）我们应该怎样改进项目？确保项目目标实现。

（10）项目是否达到预定的目标和要求？终止还是继续执行。

（11）怎么促进项目结果推广应用？

项目利益相关者可能会提出更多的评价问题，但项目评价的资源有限，不可能回答所有问题。因此，应事先确定优先回答的问题。这是一项具有挑战性的工作，取决于项目评价目的和评价结果的预期使用，应紧紧围绕项目利益相关者最为关切的问题，确保评价结果能够为他们所应用，促进项目理论的进一步完善。

3. 报告和推广项目评价结果　当评价问题的提出、数据收集、分析和解释完成后，接下来的任务就是撰写评价报告和推广评价结果。评价报告如何撰写决定于评价报告的读者是谁。不同读者对项目会有不同的期待，因此评价报告内容将依读者不同而有所侧重。为满足资助者和项目管理需求，必须撰写一份综合性评价报告。如项目进展情况报告、项目结果或影响报告、项目的公平性报告、政策建议摘要、项目经济学评价报告等。一份完整的评价报告应具备以下特点。

（1）清晰　尽可能使用易于理解的语言，避免使用难懂的统计学、社会理论和参考文献中的专业术语。

（2）图表化　图和表是最直观的信息传递方式。评价报告的读者并不全是本领域的专业人员，因此应避免使用复杂的表格和方程式。

（3）项目理论　报告应陈述项目理论是什么，谁参与这个项目，评价多大程度上检验了项目假设，同时应指出哪些假设在项目中得到支持，哪些假设无效。无效的原因是什么？为什么？有效假设是在什么样的环境下得以支持的？如何支持的？

（4）时间性　当评价报告在项目结束前完成时，这个报告具有很大的影响，显示出报告在决策上的信息优势。报告的及时性能够增加报告对决策影响的概率。如果时间非常有限，可以提交一份关键问题的临时性评估报告，呈现那些能够合理解释的结果，不必阐述分析过程。

（5）评价的优势和局限　评价报告应指出评价的自信等级和局限性，使读者能够合理地应用这些评价结果。同时报告应提出样本代表性、样本量、项目在什么样的环境下进行等问题，使读者能够把握这些评价结果的外推性。

（6）外推性　项目管理人员和政策制定者希望知道这个项目能否被推广到其他地区。评价报告应提供清晰的项目信息，包括项目开展了什么、投入哪些人财物资源、谁是受益者及样本量等。这些信息能够帮助读者掌握这些结果在多大程度上被用于其他具体环境中。

目标检测

答案解析

一、单选题

1. 政策决策者、经济资助者和其他对计划的成功有重要影响的人，属于（　　）

　　A. 一级目标人群　　　　B. 二级目标人群　　　　C. 三级目标人群　　　　D. 四级目标人群

2. 评价是通过对偏离（　　）的控制，发现和纠正偏差

　　A. 结果　　　　　　　　B. 成果　　　　　　　　C. 目标　　　　　　　　D. 过程

3. 以下不属于依据格林模式影响因素的是（　　）

　　A. 心理因素　　　　　　B. 倾向因素　　　　　　C. 促成因素　　　　　　D. 强化因素

4. 以下不属于项目执行人员培训内容的是（　　）

　　A. 专业知识　　　　　　B. 财务与设备管理　　　C. 传播材料制作　　　　D. 人际交流技巧

5. 形成评价是在计划执行前或执行（　　）对计划内容所做的评价

　　A. 全过程　　　　　　　B. 早期　　　　　　　　C. 中期　　　　　　　　D. 晚期

二、多选题

1. 营养健康教育方案设计原则包括（　　）

　　A. 目标指向原则　　　　B. 参与性原则　　　　　C. 整体发展性原则

　　D. 可行性原则　　　　　E. 灵活性原则

2. 营养健康教育诊断包括（　　）

　　A. 社会诊断　　　　　　B. 流行病学诊断　　　　C. 行为诊断

　　D. 环境诊断　　　　　　E. 教育诊断

3. 干预实施的质量控制办法包括（　　）

　　A. 记录与报告　　　　　B. 定期召集例会　　　　C. 现场督导

　　D. 审计　　　　　　　　E. 专项调查

4. 营养健康教育项目结果的评价通常包括（　　）

A. 健康文化的评价　　　　　　　　B. 社会行动和影响的评价

C. 健康公共政策和组织改革　　　　D. 健康生活方式和条件的评价

E. 社会结果的评价

书网融合……

本章小结

习题

项目六 营养健康教育活动

学习目标

【知识要求】

1. **掌握** 开展营养咨询、营养教育的流程。
2. **熟悉** 营养咨询、营养教育、营养宣传活动的相关概念及主要内容。
3. **了解** 营养健康教育活动的种类。

【技能要求】

能够开展各类营养健康教育活动。

【素质要求】

培养团队合作、组织协调、灵活适应、自我发展的职业素养；培养尊重个体权益和隐私，保守专业信息的职业道德素养。

任务一 营养咨询

⇒ **案例讨论**

案例 张女士，65岁，是一名退休教师。她表示最近几个月体重有所下降，同时感到容易疲劳，但她没有明显的疾病症状。张女士有高血压病史，平时饮食较为清淡，很少吃肉类食物，主要以素食为主。她迫切地想要改善她目前的身体状况。

讨论 1. 针对张女士的情况，作为营养咨询师，你会如何进行初步的营养评估？需要关注哪些关键指标？

   2. 基于张女士的情况，你会给出哪些个性化的营养建议？

一、营养咨询的定义与原则

1. 营养咨询 是指营养师为个人、家庭或群体提供个性化的建议和指导，针对他们存在的营养问题和健康需求进行评估、目标设定、行动计划制订及效果评估等一系列步骤，并帮助他们获得营养相关知识和技能，形成健康的膳食模式，从而改善他们的营养和健康状况。

2. 营养咨询的对象 可以是个人、家庭或群体。个人可以是任何希望改善饮食和营养状况的人，包括针对特定营养问题的个别咨询。家庭咨询可以为家庭成员提供全面的饮食计划和营养建议，以满足每个人的营养需求。群体咨询通常是针对一组存在共同或相似营养问题的人群，比如学校、工作场所、社区组织等。除了营养师，医务人员、公共卫生人员、保健师、康复师等专业人士也可能参与提供营养咨询服务，以满足临床诊疗、健康教育、预防保健、康复和护理等方面的需求。

3. 营养咨询的形式

（1）面对面访谈　这是最常见的营养咨询形式，营养师与咨询对象直接进行面对面的交流和讨论，以了解他们的饮食习惯、健康状况和目标，并提供相应的营养建议和指导。

（2）电话访谈　通过电话进行咨询，这种形式适合于远程咨询或对个体情况进行简要回答和指导。

（3）网络访谈　通过网络平台进行咨询，可以是文字交流、语音通话或视频会议的形式。网络访谈能够提供方便的远程咨询服务，使咨询师和咨询对象之间无须面对面接触。

4. 营养咨询的主要内容

（1）不同膳食结构的特点、存在的问题和建议　膳食结构又称膳食模式，一般将世界各国的膳食结构分为 4 种模式：东方膳食模式、经济发达国家膳食模式、平衡膳食模式和其他膳食模式。在实际生活中应当对照"合理营养、平衡膳食、促进健康"的原则，找出每种膳食模式存在的问题并给出合理化建议。

1）东方膳食模式　此类膳食结构模式以植物性食物为主，动物性食物为辅，大多数发展中国家（如中国、印度等）的膳食属此类型。该类膳食结构模式体现在谷物食品消费量大，动物性食品消费量小，能量基本可满足人体需要；但蛋白质、脂肪摄入量均低；主要来自动物性食物的营养素（如铁、钙、锌、维生素 A 等）摄入不足；营养缺乏病是这一模式人群的主要营养问题；膳食纤维充足、动物性脂肪较少，有利于冠心病和高脂血症的预防。

该类膳食结构模式调整坚持植物性食物为主，谷类、蔬菜水果类食物的摄入量稳定，增加豆类和奶类食物的摄入量，增加动物性食物的摄取，如禽类、奶类、水产类食物，从而增加优质蛋白质的摄入量，减少食盐的摄入量，节制饮酒。

2）经济发达国家膳食模式　此类膳食结构模式以动物性食物为主，植物性食物为辅，多数欧美发达国家（如美国、西欧等）的典型膳食结构，属于营养过剩型膳食。该类膳食结构模式体现在高能量、高脂肪、高蛋白质而膳食纤维较低。存在能量过剩、营养过剩等健康问题。

该类膳食结构模式动物性食物占有的比例大，优质蛋白质在膳食结构中所占比例高，同时动物性食物中所含的无机盐一般利用率较高，脂溶性维生素和 B 族维生素含量也较高。该膳食模式的调整应侧重于减少动物性食物和糖的摄入量，增加植物性食物的摄取，尤其是增加蔬菜、水果类食物的摄入量，保证豆类和奶类的摄入量。

3）平衡膳食模式　此类膳食结构模式动物性食物与植物性食物比例比较适当。以日本、韩国为代表。该类膳食结构模式体现在能量满足需要，不过剩；蛋白质、脂肪和碳水化合物的比例合理；膳食纤维和矿物质均比较充足。

这种膳食模式避免了营养缺乏病和营养过剩，膳食结构基本合理，是比较理想的膳食模式，这一膳食模式对其他模式的影响越来越大。

4）其他膳食模式　除上述 3 种类型之外，还有一些其他特点的膳食模式。如地中海模式、DASH膳食模式等。

地中海膳食结构的特点是居住在地中海地区（如意大利、希腊）的居民所特有的。该类膳食结构模式体现在富含植物性食物，包括谷类、水果、蔬菜、豆类、果仁；每天食用适量的鱼、禽、少量蛋、奶酪和酸奶；每月食用畜肉（猪、牛、羊肉及其产品）的次数不多；主要的食用油是橄榄油；大部分成年人有饮用葡萄酒的习惯；饱和脂肪摄入量低，不饱和脂肪摄入量高，膳食含大量复合碳水化合物，蔬菜、水果摄入量较高。

地中海膳食模式饱和脂肪酸含量低；单不饱和脂肪酸含量高；动物蛋白含量低；糖类和纤维含量高；抗氧化剂类营养素和植物化学物质含量高。该地区居民心脑血管疾病发生率很低，已引起各国的关注，并参照这种膳食模式改进自己国家膳食结构。

✐ **知识链接**

烹饪方法对食物营养素的影响

煮会对碳水化合物及蛋白质起部分水解作用，对脂肪影响不大，但会导致水溶性维生素（如B族维生素、维生素C）及矿物质（钙、磷）的流失；烧的时间太长，则维生素损失较多。烤不但使B族维生素，维生素A、C受到相当大的破坏，也损失了部分脂肪；明火直接烧烤食物，还会产生致癌物质杂环胺类或苯并（a）芘；蒸的温度比烧、烤低，可较完整地保持原料的原汁原味和大部分营养素；炸要求油温较高，而高温对各种营养素均有不同程度的破坏。

（2）健康生活方式询问和评价原则　健康的生活方式是指有益于健康的习惯化的行为方式，具体表现为：健康饮食、适量运动、不吸烟、不酗酒、保持心理平衡、充足的睡眠、讲究日常卫生等。健康的生活方式不仅可以帮助抵御传染性疾病，更是预防和控制心脑血管病、恶性肿瘤、呼吸系统疾病、糖尿病等慢性非传染性疾病的基础。

1）健康生活方式的内容　合理膳食：三餐饮食的科学搭配是人们生长发育、维持健康的营养来源。一日三餐要合理安排，定时定量，做到科学搭配：荤素搭配、粗细搭配、动物性食物与植物性食物搭配、干稀搭配、咸甜搭配。适量运动：适量运动不但有助于保持健康的体重和良好心情，还能够降低患高血压、中风、冠心病、结肠癌、乳腺癌和骨质疏松等慢性疾病的风险；适量运动还有助于调节心理平衡，有效消除压力，缓解抑郁和焦虑症状，改善睡眠。建议成年人每天进行累计相当于步行6000步以上的身体活动。戒烟限酒：吸烟有害健康，因此应控每日吸烟量；此外，饮酒不宜过量，尽可能饮用低度酒，并控制饮酒量。心理平衡：良好的心理状态，是指能够恰当地评价自己、适应社会和工作环境、应对日常生活中的压力、有效率地工作和学习、对家庭和社会有所贡献。

2）健康生活方式的评价原则　现代社会诸多慢性疾病的发生，归根结底就是生活方式不科学、不健康造成的。只有倡导和坚持文明、科学、健康的生活方式，才可以降低患慢性病的概率，保证机体健康。人们可以对照膳食指南中对于健康生活方式的标准，遵从正确的健康生活方式，摒弃不健康的生活方式，达到预防疾病的目的。

（3）食品污染、中毒原因及其预防方法　食品污染是指食品原料在种殖养殖、加工、储存、运输和销售过程中某些有毒有害物质进入食品，或者食品本身成分发生各种变化，造成食品的营养价值和卫生质量降低的过程，分为生物性污染、化学性污染、物理性污染三类。污染后的食物产生或具备了有毒有害的性质，进而对人体健康造成急性或慢性危害，摄入污染的食品会导致食源性疾病。而对于以非传染性为特征、以急性或亚急性为特征的食源性疾病通常称为食物中毒。因此，要首先知道食品污染的分类、特点、污染途径及其危害，进而防止发生食物中毒的情况。

（4）运动与能量消耗基础知识　人体通过营养物质的摄入和能量消耗来使能量代谢达到平衡。能量消耗主要包括基础代谢、身体活动和食物热效应三方面的内容。对于特殊的群体，能量的消耗还需增加生长发育方面的能量，如婴幼儿、儿童、青少年、妊娠期妇女和乳母人群。

1）基础代谢　基础代谢是指维持人体基本生命活动必需的能量消耗，即在22~26℃恒温下，经过空腹10~12小时和良好睡眠后，清晨静卧，没有体力和紧张的思维活动、全身肌肉松弛时所需的能量消耗。研究发现，成年人总能量消耗的60%~70%用于基础能量消耗。

2）身体活动　身体活动是影响人体能量消耗的主要因素。机体耗氧量的增加与肌肉活动的强度呈正比关系。耗氧量最多可达到安静时的10~20倍。通常各种身体活动所消耗的能量占人体总能量消耗的15%~30%。

3）食物热效应 是指因摄食而引起的能量的额外消耗，又称食物的特殊动力作用。食物热效应的能量消耗占总能量支出的5%~10%。摄入蛋白质的热消耗相当于蛋白质所产生热能的20%~30%，碳水化合物消耗其产热的5%~10%，脂肪消耗其产热的0~5%。混合膳食时，约为基础代谢的10%。

（5）身体活动类型和水平判断方法 运动和身体活动是健康生活方式的一种体现。根据WHO的定义：身体活动是指由骨骼肌产生的需要消耗能量的任何身体动作，其中包括工作期间的活动、游戏、家务、出行和休闲娱乐活动。保持有益的健康的身体活动，不仅能够促进身心健康，而且能够预防心血管疾病、糖尿病和癌症等慢性病患病率。

1）身体活动类型 类型多种多样，主动性运动主要包括有氧运动、无氧运动、抗阻力运动、关节柔韧性运动、身体平衡协调性运动和骨质增强型运动等。

2）身体活动水平判断方法 运动量，也称"运动负荷"，指人体在身体活动中所承受的生理上、心理上的负荷量以及消耗的热量，由完成练习的运动强度与持续时间以及运动频率等因素来决定运动量的大小。运动强度的判断。运动强度指身体运动对人体生理刺激的程度（表4-1）。根据心率、自觉疲劳程度（RPE）、最大吸氧量（VO_{2max}）和代谢当量［MET，$1MET = 3.5mL/（kg \cdot min）$］来确定。最大心率$= 220 -$年龄。在日常活动中，常以心率和自觉疲劳程度来判断身体活动/运动强度的大小。

表4-1 运动强度的判断

运动强度	相当于最大心率百分数/%	自觉疲劳程度/RPE	代谢当量/MET	相当于最大吸氧量（VO_{2max}）/%
低强度	40~60	较轻	<3	<40
中强度	60~70	稍累	3~6	40~60
高强度	71~85	累	7~9	60~75
极高强度	>85	很累	10~11	>75

身体活动水平判断标准主要从每天平均步行的步数、每天平均运动的时间和强度、每周平均运动量来判定（表4-2）。

合理、健康地保持有益健康的身体活动总量，可以增加能量消耗，有助于体重的控制，增加身体活动的乐趣，促进身心健康，预防慢性疾病。选择有益健康的身体活动总量，应遵循动则有益、贵在坚持、多动更好、适度量力的原则。

表4-2 身体活动水平判断标准表

判断标准	每天平均步行的步数/步	每天平均运动的时间和强度		每周平均运动量	
		时间/分	强度	运动量	运动频率
静态	<5000	—	—	—	—
低	5000~7499	<30	中等	不属于"中"的任何情况	
中	7500~9999	30~60	中等	每天至少20分钟高强度运动/重体力活动	≥3天
				每天至少30分钟步行和体力活动/中等强度运动	≥5天
				每天至少30分钟步行	7天
				每天步行和中等强度/高强度运动（至少600MET分钟/周）	≥5天

续表

判断标准	身体活动水平				
	每天平均步行的步数/步	每天平均运动的时间和强度		每周平均运动量	
		时间/分	强度	运动量	运动频率
较高	10000～12500	—	—	—	—
高	>12500	>60	中等	高强度运动/体力活动（≥1500MET分钟/周）	≥3天
		>30	高	每天步行和中等强度或高强度运动/体力活动（至少达到3000MET分钟/周）	7天

说明：MET指能量代谢当量，是以安静、坐位时的能量消耗为基础，表达各种活动时相对能量代谢水平的常用指标。每千克体重从事1分钟活动，消耗3.5mL的氧气，这样的运动强度为1MET。1MET的活动强度只比健康成年人的基础代谢稍高一些，相当于健康成年人安静坐时的代谢水平。

（6）食品卫生检验　主要包括食品卫生和食品安全性有关指标的检验分析。常规的食品卫生检验主要包括两方面的指标：①食品卫生理化指标，如有毒金属指标（铅、砷、汞、镉等）；②食品中微生物污染指标，如菌落总数和大肠菌群最大可能数。

1）常见食品卫生理化指标　食品卫生理化指标主要包括食品本身腐败变质后的理化指标，有毒重金属指标，农药兽药残留指标，多环芳烃、多氯联苯、氯丙醇、亚硝酸胺等其他化学污染物指标。根据不同食物的类别，不同产地、不同加工方法的食品其卫生理化指标有所差别。此外，部分指标的理化形式也存在区别，比如海产品中有机砷含量较高。

2）常见微生物污染指标　食品中微生物污染指标主要包括菌落总数和大肠菌群最大可能数。

5. 营养咨询的应用范围

（1）健康者的营养咨询　针对没有明显营养问题的健康人群，营养咨询可以帮助他们明确个体的营养需求，评估潜在的营养问题，并给出相应的营养建议和指导，以维持和促进健康。

（2）营养相关疾病者的营养咨询　针对营养素缺乏症（如缺钙、缺铁等）和营养相关慢性疾病（如肥胖、高血压、糖尿病等）的人群，营养咨询可以通过评估营养问题、制订个体化的营养干预计划来帮助他们改善膳食模式和其他影响健康的行为。

（3）住院患者的营养支持　对于住院患者，特别是有消化系统疾病、泌尿系统疾病或需要手术的患者，营养咨询可以提供营养支持和治疗，以确保他们获得足够的营养，并促进康复。

（4）特殊人群的营养咨询　针对特殊人群，如备孕期妇女、妊娠期妇女、乳母、儿童等，营养咨询的目标是向他们讲解营养相关知识，培养健康饮食习惯，预防营养相关疾病的发生，并及时发现和处理潜在的营养问题。这些人群的营养需求有一些特殊性，因此，营养咨询需要根据个体情况给出相应的建议和指导。

6. 营养咨询的原则

（1）全面性原则　在营养咨询过程中，需要综合考虑影响咨询对象营养和健康状况的各个因素，包括行为生活方式、其他疾病状况、用药情况等。同时，还要从生物—心理—社会医学模式的角度出发，考虑咨询对象的心理因素、职业特点、饮食习惯、特定文化、社会环境等。

（2）规范化原则　营养咨询需要按照规范化的程序进行，包括营养评估、营养诊断、营养干预、营养监测与效果评估等环节，形成完整的咨询过程。规范化工作是科学、有效、高质量营养咨询服务的前提，也是确保咨询顺利进行并达到预期效果的保证。

（3）循证原则 营养咨询需根据循证原则来制订营养干预计划，使用高质量的可用信息作为决策依据。除了考虑咨询对象的实际情况，还应结合营养师的实践经验。首先，优先选择中国居民膳食指南以及针对特定问题和主题的膳食指南和专家共识。对于存在争议的研究成果，需要进行批判性思维分析，谨慎使用。

（4）伦理原则

1）个体关怀原则 营养咨询应针对每位咨询对象的个体情况，提供科学、全面、适宜的营养知识和信息。咨询师需要全面评估咨询对象的需求和特点，确保提供的建议符合其个体情况。

2）利益保障原则 在制订营养干预计划时，咨询师应基于专业评估，保障咨询对象的利益。如果咨询对象无法接受制订的计划，咨询师应尽可能提供替代方案，以充分满足其需求和目标。

3）自主权尊重原则 制订干预计划时，咨询师应充分尊重咨询对象的自主权，尊重其饮食文化、风俗习惯和个人偏好。咨询师需要与咨询对象合作，确保干预计划符合其意愿，并促进可持续的饮食和生活方式改变。

4）无伤害原则 在营养咨询过程中，咨询师不得对咨询对象的身体、心理、情感造成伤害。咨询师应尽力避免误导、恐吓或施加压力，确保咨询过程积极、支持性和安全。

5）尊重平等原则 咨询师应尊重、平等地对待所有咨询对象，不歧视其种族、性别、年龄、宗教、文化背景或身体状况。咨询师应提供公正、无偏见的服务，并建立信任和合作的关系。

6）保密原则 咨询师需严格保密咨询对象的个人信息，只在必要的情况下与相关人员共享。咨询师应遵守相关法律法规，确保咨询对象的隐私权和信息安全。

（5）个体化原则 营养咨询需要根据全面评估咨询对象的情况制订个体化的营养干预计划。咨询师应充分尊重咨询对象的意见和偏好，并在必要时提供替代方案。在干预计划的执行过程中，咨询师还需根据计划执行中出现的问题，有针对性地进行动态调整，确保个体化的营养干预计划能够更好地满足咨询对象的需求和目标。

7. 营养咨询的依据

（1）政府及相关部门发布的政策和指南 各国政府制定的膳食指南和健康行动计划提供了官方的营养建议。例如《健康中国行动（2019—2030 年）》《中国居民膳食指南（2022）》《中国学龄儿童膳食指南（2022）》《儿童肥胖预防与控制指南（2021）》等。

（2）政府和相关机构发布的核心信息 核心信息旨在以简明扼要的方式提供权威的、易于理解和操作的营养信息，帮助人们改善饮食习惯。例如《合理膳食健康教育核心信息及释义》《中国居民减盐核心信息十条》《中国居民健康素养——基本知识与技能（2015 年版）》《婴幼儿喂养健康教育核心信息》等。

（3）国家标准或行业标准 国家和行业发布的标准规范了食品安全和营养成分标签的要求。例如《预包装食品营养标签通则》（GB 28050—2011）、《高血压患者膳食指导》（WS/T 430—2013）、《成人糖尿病患者膳食指导》（WS/T 429—2013）、《妊娠期糖尿病患者膳食指导》（WS/T 601—2018）、《恶性肿瘤患者膳食指导》（WS/T 559—2017）等。

（4）专业机构和学会发布的指南和共识 营养学、医学和相关领域的专业机构和学会通过从事大规模的研究和共识达成，制定了针对特定人群和特定营养问题的指南和共识。例如《中国儿童青少年零食指南（2018）》《中国超重/肥胖医学营养治疗专家共识（2016 年版）》《超重或肥胖人群体重管理专家共识及团体标准》《心血管疾病营养处方专家共识》《营养素与疾病改善——科学证据评价》等。

（5）文献报道和专家个人经验 通过阅读相关的研究文献和专家个人经验，可以获取更多关于营养和健康的信息。然而，对于这些来源，需要进行审慎分析和综合评估，并核实信息的可靠性和适用性。

二、营养与健康咨询的流程

(一)营养与健康咨询流程概述

为了确保营养咨询服务的安全、有效和高质量,营养与健康咨询需要按照规范化流程进行。美国营养学会制订的营养诊疗流程和英国营养学会制订的营养工作模型与流程为规范化营养咨询流程提供了参考。

营养与健康咨询流程包括四个相对独立但相互关联的步骤:营养评估、营养诊断、营养干预、营养监测和效果评估。前两个步骤被称为问题识别,后两个步骤被称为问题解决。整个流程是一个动态、多向的过程,每个步骤提供信息给下一个步骤,并且整个流程是反复迭代的。当收集到新的信息时,需要重新审视之前的步骤,并进行相应的修改和调整,确保了营养与健康咨询的个体化、可持续和有效性,以帮助客户实现营养健康目标。

(二)营养评估

营养评估旨在收集和评估个体的营养信息。通过对客户的个人信息、饮食习惯、身体状况、疾病史、膳食记录和生活方式等进行详细的调查,营养专家可以全面了解客户的营养状况和问题。这个步骤涉及体重测量、身体组成分析、血液和生化指标的检测等。

1. 营养评估所涵盖的主要数据类别

(1)饮食和营养史　这包括食物和营养素的摄入情况,例如每日饮食记录、食物选择和摄入量,以及它们与营养需求的对比。还包括饮食模式、进食环境、食物和营养素耐受情况,以及过去和当前的膳食模式和变化。

(2)人体测量　人体测量包括身高、体重、体质指数(BMI)、增长率和体重变化率等指标。这些指标提供了评估身体组成和整体健康状况的重要信息。

(3)生化数据和医学检查　这涵盖了实验室数据和医学检查结果,例如电解质、血糖、血脂、胃排空时间等。这些数据提供了关于身体内部功能和代谢状态的信息。

(4)体检结果　包括口腔健康、一般体貌、肌肉状况和皮下脂肪情况等方面。它们为评估整体身体健康提供了补充信息。

(5)个人情况　包括基本信息(性别、年龄、职业、家庭角色、受教育程度等)、医学和健康史(主要营养问题、现有疾病和既往病史、手术史、慢性病或并发症的风险、家族病史、心理和健康状况、认知能力等)、药物和营养素补充剂使用史,以及社会文化背景(社会经济状况、宗教信仰等)。

营养评估的数据来源包括与咨询对象的访谈、医疗和健康记录、家庭成员以及护理人员提供的信息等。此外,还包括相关的统计报告和流行病学调查数据。

2. 营养评估的工作内容

(1)回顾已收集的影响营养和健康状况的因素　仔细审查和分析收集到的各种数据,例如食物摄入、生化数据、体检结果、个人情况等。通过回顾这些因素,可以更好地理解影响个体营养状况的各种因素。

(2)汇总与某项营养诊断相关的个人数据信息　营养师将收集到的各项个人数据信息进行整理和汇总。这些数据可以包括饮食摄入数据、人体测量数据、生化数据、体检结果以及个人情况等。通过汇总和整理数据,可以更清楚地了解个体的营养状况和问题。

（3）确定可供比较的公认标准、建议或目标　在评估个体的营养状况时，营养师需要参考现有的公认标准、建议或目标。这些标准、建议或目标通常是根据科学研究和专业组织的共识制定的，对于衡量个体的营养状况非常有用。通过与这些标准进行比较，可以更准确地评估个体的营养状态。

在整个营养评估过程中，营养师需要运用批判性思维，结合个体或群体的特征和环境，选择合适的数据来源和工具，合理应用和解读数据，进行客观和全面的分析和判断。

平衡膳食评估和建议（示例）

1. 工作准备

准备膳食结构调查表，中国居民平衡膳食宝塔（2022）、中国食物成分表标准版（第 6 版）、中国居民膳食营养表参考摄入量（DRIs 2023）、计算器、笔、草稿纸等。

2. 工作步骤

步骤 1：确定每日膳食能量需要量。

根据 DRIs 2023，可以根据年龄范围、性别、劳动强度、身体活动水平等来确定每日膳食能量需要量。

步骤 2：确定和选择食物。

根据食物分组，分别选择谷类、蔬菜、水果、肉禽、蛋类、鱼虾、豆类及豆制品，奶类及奶制品、油脂，确保食物的多样性，平衡膳食。

步骤 3：确定各类食物的用量。

根据膳食宝塔确定各类食物的需要量，其中食物的需要量均为食物可食部分的生重量。

步骤 4：调查不同人群各类食物的摄入量。

根据 24 小时回顾法，连续 3 天（包括一天节假日）调查不同人群的各类食物的摄入。

每天填写膳食结构调查表（表 4-3）。

表 4-3　膳食结构调查表

食物名称		每日各类食物的摄入量/g		
		第一天	第二天	第三天
谷类	面粉			
	大米			
蔬菜				
水果				
肉禽				
蛋类				
鱼虾				
豆类及豆制品				
奶类及奶制品				
油脂				
盐				

调查人：　　　　时间：

步骤 5：确定各类食物平均日摄入量。

将连续 3 天的每日各类食物的摄入量填写到各类食物平均日摄入量表格中（表 4-4）。

表4-4 各类食物平均日摄入量表

姓名：　　　　性别：　　　　劳动强度：　　　　日期：

天数	各类食物总计的日摄入量/g									
	谷类	蔬菜	水果	肉禽	蛋类	鱼虾	豆类及豆制品	奶类及奶制品	油脂	盐
第一天										
第二天										
第三天										
总计										
平均日摄入量										

调查人：　　　　时间：

步骤6：膳食结构分析与评估。

根据步骤5计算的结果与中国居民平衡膳食宝塔（2022）确定各类食物的需要量进行比较，通过分析，进行膳食结构的评估（表4-5）。

表4-5 膳食结构调查分析评估表

天数	各类食物总计的日摄入量/g									
	谷类	蔬菜	水果	肉禽	蛋类	鱼虾	豆类及豆制品	奶类及奶制品	油脂	盐
平均日摄入量										
推荐摄入量										

调查人：　　　　时间：

评估膳食结构的类型（植物性食物为主、动物性食物为主、动植物性食物均衡）。

步骤7：提出改进的建议。

根据上面调查的数据，判断膳食结构的类型，给出科学的改进建议。

（1）植物性食物为主类型　建议坚持植物性食物为主，稳定谷类、蔬菜水果类食物的摄取，增加豆类和奶类食物的摄入量，增加动物性食物的摄取，比如禽类、奶类、水产类食物的摄入量，适量增加畜类食物的摄取。

（2）动物性食物为主类型　减少动物性食物的摄入量，增加植物性食物的摄取，尤其增加蔬菜、水果类食物的摄入量，保证豆类和奶类的摄入量。

（3）动植物性食物均衡类型　继续保持现在的膳食结构，维持蛋白质、脂肪和碳水化合物的合理比例以及充足的膳食纤维和矿物质摄入量。

3. 注意事项

（1）统计各类食物的需要量时，各类食物的需要量均为食物可食部分的生重量。

（2）调查所记录的数据需保证完整性、准确性，采用24小时回顾法记录所有食物的种类和摄入量。

（三）营养诊断

营养诊断是营养师从营养专业的角度对咨询对象存在的营养问题进行识别和描述，通过膳食指导来解决或改善营养健康问题。与医学诊断不同，营养诊断主要关注营养领域的问题，如饮食习惯、营养摄入、营养素缺乏或过剩等，这些问题通常可以通过改变饮食和生活方式来进行干预和管理。营养诊断是一个动态的过程，而不是一次性的判断，随着营养干预的实施和改善，部分问题可能会消失或得到改善。

营养诊断书应包括营养问题、病因和症状或体征三个部分。营养问题即营养诊断，是对咨询对象营养状况的描述，是营养诊断的核心，包括不同类型的营养问题，如饮食摄入问题（如能量摄入不足）、营养相关疾病（如吞咽障碍）和行为－环境问题（如食物和营养相关知识缺乏）等，通过准确描述营养问题，营养师能够确定干预的方向和目标。病因是营养评估过程中收集的与营养问题相关的因素，包括病理生理、行为、心理、社会和文化等因素，通过了解病因，营养师能够更好地理解营养问题的发生原因，从而制订相应的干预策略。症状或体征是支持诊断的证据，体征是通过专业人员的检查获得的客观证据，如体重、身高、血液生化指标等，症状是咨询对象主诉的主观感受，如食欲不振、疲劳等，通过收集和分析症状和体征，营养师能够更准确地评估咨询对象的营养状况和问题。

营养诊断书的格式为："营养问题"，原因是"病因"，证据是"症状或体征"。

以下是营养诊断书的示例：

营养问题：维生素 C 摄入不足。

病因：选择的饮食主要是由加工食品和快餐组成，蔬菜和水果摄入不足。

证据：饮食记录显示，每日摄入的蔬菜和水果量远低于推荐摄入量。体检结果显示血液中维生素 C 水平低于正常范围。主诉容易疲劳、口腔溃疡频繁发生。

（四）营养干预

营养干预是有目的、有计划地改变营养相关行为、危险因素、环境因素以及健康状况的行动。营养干预主要依据循证的营养指南和科学研究证据，根据咨询对象的具体情况和需求制订个体化的营养干预计划。个体化的营养干预计划的核心是膳食指导，包括对饮食结构的调整、特定营养素的摄入增加或减少、饮食行为的改变等。同时，个体化的营养干预计划也需要考虑咨询对象的营养知识和意识、饮食习惯、职业特点、风俗文化等因素。例如，根据咨询对象的特点，营养干预会包括健康知识的讲解、家庭烹饪技巧的指导、食物选购的建议、零食选择和替代的建议，以及促进身体活动的指导。

营养干预包括制订干预计划和实施干预计划两个步骤。在制订营养干预计划时，要根据问题的紧迫性和对个体健康的影响程度，以及可用的资源和支持，确定干预措施的优先顺序；依据国家或国际的营养参考标准和膳食指南，结合咨询对象的健康状况和营养诊断，确定个体化的能量、食物或营养素的膳食推荐摄入量，制订营养处方；与咨询对象共同确定针对每个营养诊断的干预目标；根据当前的最佳科学证据制订相应的干预策略；确定与咨询对象的营养咨询和干预的次数、频率、强度、时长以及后续随访的计划。在实施干预计划时，根据干预计划，提供个体化的膳食指导和其他相关措施，如健康知识的传授、食物选择和准备技巧的教育、行为改变策略的支持等；监测和评估干预的进展和效果，包括定期评估目标的达成情况以及必要时对干预计划进行调整和优化；根据干预计划中确定的随访计划，与咨询对象进行定期的随访，以持续提供支持和指导，并确保干预的持续性和有效性。

（五）营养监测和效果评估

营养监测和效果评估主要是对营养干预计划的实施进行监测和评估，以便确定干预措施的有效性和适应性。营养师定期与客户沟通，了解他们在营养方面的进展和遇到的挑战。营养监测还可以包括再次收集客户的相关数据，以评估饮食行为、营养状态和健康状况的变化。

监测指标可包括饮食情况、身体测量、生化数据、医学检查和体检结果、知识掌握情况以及行为改变情况等。可从咨询对象的饮食记录、身体测量结果、体检报告、医疗档案等渠道获取监测指标的数据。监测指标应根据咨询对象的个体情况进行个性化制订，并与营养诊断、干预计划和目标相匹配。以高血压患者为例，监测指标可能包括血压控制、食盐摄入量、体重变化、药物遵从性等。这些指标可以用于评估干预措施对高血压管理的效果，并根据情况进行调整和改进。

进行效果评估时，需要将监测指标结果与之前的状况、干预目标以及参考标准进行比较。评估的过程包括确认干预措施是否按计划实施，分析咨询对象的理解和遵从情况，以及分析未达到预期效果的原因等，帮助营养师评估干预计划的有效性，并根据评估结果进行必要的调整和优化。

任务二　营养教育

⇒ 案例讨论 -

案例　某地区教育局和卫生部门合作，决定在该地区的中小学实施一项名为"营养启航"的营养教育项目，旨在通过营养教育提高学生的营养知识水平，培养健康的饮食习惯，预防营养相关疾病。

讨论　1. 如何设定"营养启航"项目的具体目标？

　　　2. 如何获取营养教育的核心信息？

- -

营养教育并非仅仅传播营养知识，还为个体、群体和社会改变膳食行为提供必需的营养知识、操作技能和服务能力。营养教育不仅是独立的健康教育干预项目，更是营养改善行为的重要组成内容，特定人群营养改善、体重管理、肥胖防控、慢性病预防控制等公共卫生干预，都是营养教育的重要工作内容。

一、营养教育的内容

1. 合理营养、平衡膳食、营养素养等营养和食品安全基本理念和概念　包括食物的消化和吸收，能量和宏量营养素、矿物质、维生素、水和其他膳食成分等营养学基础知识，营养素养、合理营养、平衡膳食等基本概念、基本要求等。

2. 一般人群和特定人群营养需要和膳食指南　根据一般人群、妊娠期妇女、乳母、婴幼儿、儿童、青少年、老年人的生理特点和营养需要，科学普及针对一般人群和特定人群的膳食指南。

3. 营养与食品安全基本知识和技能　包括各类食物营养特点、各类食品卫生要求、食源性疾病及预防、食谱设计与膳食管理、餐饮食品卫生管理等。掌握营养素、食物摄入量计算、食物标准分量等基本技能，熟练使用平衡膳食餐盘、平衡膳食算盘等辅助工具。

4. 预防控制营养相关疾病的知识与技能　包括健康行为建立、危害健康行为干预等基本方法。

5. 营养和食品安全相关法律法规和政策　包括《中华人民共和国食品安全法》《餐饮服务食品安全操作规范》《学校食品安全与营养健康管理规定》《疾病预防控制机构食品安全和营养健康工作细则》等。

二、营养教育的对象

1. 一般人群　强调生命每一个阶段都应当遵循健康的饮食，理解合理膳食是维系健康、远离疾病的重要基础；注重多元食物的合理搭配，会用适宜的方式储存、准备、处理和烹饪食物；从文明礼仪角度按需用餐，文明用餐，杜绝浪费；把握好饮食和运动的平衡，定期测量并评价体重。

2. 特定人群　特定人群包括孕产妇、乳母、儿童、青少年、老年人等，需要在一般人群营养教育内容基础上，增加或者调整与特定人群营养与健康特点相对应的营养教育内容。如针对孕产妇营养教育，需要增加适宜增重有助于获得良好的妊娠结局、孕前 3 个月起服用叶酸补充剂、体重监测和管理等妊娠期妇女应掌握的基本知识理念、健康生活方式与技能。对哺乳期妇女的营养教育除了膳食多样、平衡以外，还需要增加纯母乳喂养、定期监测婴幼儿体格指标等促进婴儿健康生长的内容。针对儿童、青少年开展营养教育，则应该围绕了解食物特点、选择食物、建立良好饮食行为、知晓饮食安全等内容。对于老年人群，则需要强调老年人要在食物中充分摄入营养素、预防营养缺乏的现象发生，要了解食物种类的多样性，合理选择并搭配食物等。

3. 从事餐饮和营养相关服务的从业人员和管理人员 在营养健康专业机构和机关单位、学校、社区等从事餐饮和营养相关服务的从业人员和管理人员，除应了解服务对象的营养需求和教育内容以外，还需要了解、掌握营养与食品安全基本知识与技能，如各类食物营养特点、各类食品卫生要求、食源性疾病及预防、食谱设计与膳食管理、餐饮食品卫生管理等；掌握营养素、食物摄入量计算、食物标准分量等基本技能；熟练使用平衡膳食餐盘、平衡膳食算盘等辅助工具。

4. 有特定营养教育需求的各类人群 对超重、肥胖和消瘦等营养不良人群，以及糖尿病、高血压等慢性病患者等对营养教育有特定需求的人群，必要时建议去医院营养科或相关临床科室就诊。

> ⌔ **知识链接**
>
> ### 推动营养教育科普宣传常态化
>
> 　　2016 年 10 月，中共中央、国务院发布《"健康中国 2030"规划纲要》，要求全面普及膳食营养知识，发布适合不同人群特点的膳食指南，引导居民形成科学的膳食习惯，推进健康饮食文化建设。2017 年 7 月，《国民营养计划（2017—2030 年)》将"推动营养教育科普宣传常态化"作为新时代建设健康中国的重要内容。

三、营养教育的类型

1. 健康饮食宣传教育 旨在提供关于健康饮食的基本知识和信息，促进公众的健康饮食认知和行为改变。

2. 饮食指南和营养标签教育 包括向个人和家庭提供关于饮食指南、食物营养价值标签的解读和应用教育，帮助人们作出更健康的食品选择。

3. 特定人群的营养教育 如孕产妇营养教育、婴幼儿营养教育、老年人营养教育等，为特定人群提供适合他们特殊需求和阶段的营养信息及指导。

4. 食品安全教育 涵盖对食品质量和安全问题的认知教育，帮助人们掌握正确的食品储存、加工和烹饪方法，预防食源性疾病。

5. 营养健康促进活动 如体育运动活动、社区健康讲座、健康饮食挑战等，旨在通过互动和参与式活动，提高人们对营养和健康的认知和兴趣。

6. 营养教育课程和培训 面向专业人士和健康教育相关从业人员的培训课程，以提升他们在营养教育方面的专业能力和知识水平。

四、营养教育核心信息的生成

营养教育核心信息是在开展营养教育、提高人群营养素养水平、促进人群营养相关行为改变过程中必须了解和掌握的关键信息，这些核心信息通常由行政管理部门、专业机构或学术机构等权威部门生成。营养教育核心信息的生成，又称为营养教育核心信息开发，是为实现目标人群健康行为改变而拟定出来的关键信息。

（一）基本原则

1. 准确性和科学性　核心信息应基于最新的科学研究和权威的营养指南，确保所提供的信息准确、可靠，并符合营养学的基本原理。

2. 可理解性和可应用性　核心信息应使用通俗易懂的语言，以确保受众易于理解和应用，避免使用过多的专业术语，尽量以简洁明了的方式传递信息。

3. 个性化和差异化　考虑到不同人群的需求和特殊情况，核心信息应考虑到个体差异，并提供个性化的建议。例如，年龄、性别、健康状况、文化背景等因素都应纳入考虑范围。

4. 可持续性和可行性　核心信息应提供实用的建议和策略，以便受众能够持续地采纳和应用，信息和建议应基于实际可行性，以便公众可以在日常生活中轻松融入。

5. 激发积极行为和改变　核心信息应设计为能够积极激发公众采取健康的饮食和生活方式行为的信息，它们应提供鼓励和支持，以帮助公众实现健康目标。

6. 共享和合作　核心信息的生成需要参考相关领域的专家和权威机构的意见和建议。与其他专业人士和机构进行合作，确保产生的信息具有广泛的共识和支持。

（二）核心信息生成流程

1. 评估受众需求　通过访谈、调查和文献研究等方式，了解目标受众的重要营养问题、信息需求和行为可行性，以及他们的文化、经济和其他影响因素。

2. 生成信息

（1）信息编写　根据评估结果，编写核心信息，包括关键的营养知识和相关操作指导，以激发行为改变。

（2）信息审核　邀请专家对信息的准确性、科学性和可靠性进行审核。

（3）信息通俗化　将复杂的科学信息转化为通俗易懂的形式，以使目标受众易于理解和接受。

3. 信息预试验　在信息定稿之前，将信息在一定数量的目标受众中进行试用，评估信息的易理解性、接受性和行为改变激励效果。可采取个人访谈、焦点小组或问卷调查等方式进行预试验。

4. 修改完善　根据预试验反馈结果，及时对信息进行修正和调整，确保信息的准确性、有效性和适用性。

5. 风险评估　在信息正式发布之前，进行风险评估，确保信息与法律法规、社会规范、伦理道德和权威信息相符合，不引发负面社会舆论，不带来不良影响。风险评估可以结合专家审核和预试验的结果，并由相关专家进行最终论证确认。

（三）核心信息使用原则

对于具体的营养教育活动，建议使用现有的、具有较高权威性和影响力的核心信息，如中国居民膳食指南、中国居民营养素养核心信息，结合具体活动的目的、对象、场所等特点，选择合适的营养教育内容。

1. 适用性　根据目标受众的特点和需求，选择适合的传播形式。传播形式应能够满足核心信息的内容，并达到预期的营养传播目标。

2. 可及性　确保核心信息能够发布或传递到目标受众可以接触到的地方，如公告栏、电视、广播、社交媒体和人际网络等。信息应通过不同渠道多次重复传播和使用，并在一定的实践中保持一致性。

3. 经济性　在满足信息传播内容和效果的前提下，选择经济的传播方式和渠道。考虑节约原则，确保在有限的资源下实现信息的广泛传播。

（四）使用核心信息的注意事项

1. 注明来源　在传播核心信息时，应注明信息的来源，并标明证据的具体出处。这有助于确保信息的可信度和权威性。

2. 注明作者　要注明信息的作者（个人或机构）和（或）审核者的身份，并提供他们的专业资质和经验。这有助于读者了解信息的可靠性和专业性。

3. 注明时间　在信息发布或修订时，应注明具体的日期或时间。这有助于读者了解信息的时效性和更新程度。

4. 注明受众　需要明确说明信息适用的目标人群或适宜人群。这有助于读者确定信息对他们是否有实际意义和适用性。

5. 明确目的　必须明确说明发布或发表信息的目的。例如，对于营养保健类信息，应明确说明其旨在促进营养改善，并不意味着取代医生的治疗或医嘱。

6. 注明依据　对于介绍疗法的有效性或无效性，应注明信息所依据的科学根据。这有助于读者理解信息的可信度和科学性。

（五）营养教育信息来源

1. 营养教育信息的特点

（1）科学性　信息内容应基于可靠的科学证据，符合营养相关学科的最新进展和共识。这样的信息能够提供真实可靠的营养知识，而不仅仅是主观观点或个别经验。

（2）准确性　信息应准确无误，没有事实、描述和判断上的错误。它应能正确描述方法、功效和作用，并避免夸大或误导宣传。如果存在风险或争议问题，应同时提供充分的提示和说明。

（3）可信度　信息的来源应该是可信赖的。这可以包括政府或相关领域的权威机构、有经验的专业组织的建议或指南，以及核心信息等。选择来自这些权威机构和组织的信息，可以增加信息的可信度和可靠性。

2. 获取可靠营养教育信源的方式

（1）优先从权威机构获取信源

1）政府部门和专业机构　优先从承担营养教育职责的政府部门和专业机构获取信息。这些机构包括国家卫生健康委员会、中华人民共和国农业农村部、国家市场监督管理总局、中国疾病预防控制中心、国家食品安全风险评估中心、中国健康教育中心、中国营养学会等。可以通过它们的官方网站、微信平台、微博平台、客户端等渠道获取科学、权威、规范的营养教育核心信息和教育材料。

2）高等院校　其营养学院或公共卫生学院经常会提供最新的营养教育信息和研究成果。可以查阅相关高等院校的官方网站来获取相关信息。

3）行业协会和学会　如中国营养学会、中华预防医学会等也会提供营养教育相关的权威信息。可以浏览它们的官方网站或参与它们的学术活动来获取相关信息。

4）国际组织　如世界卫生组织、国际粮农组织、联合国儿童基金会等也是可靠的资源，它们在营养教育领域有丰富的经验和权威的信息。可以访问它们的官方网站获取相关信息。

（2）具备一定的信息素养　储备一定的营养相关专业知识，提高从繁多的信源中发现、甄别、选择、应用的能力。将高质量的营养教育信息转化为营养教育材料，通过多种渠道传递给受众，提高居民营养素养水平。

（3）具备谣言甄别能力　俗话说："造谣一张嘴，辟谣跑断腿。"新媒体加速了信息的发布速度和传播速度，也让获取真实有效信息的时间成本在增加。拥有判断内容真伪的辨别力，是做好营养教育的基本技能。通常可从以下几个方面鉴别。

1）分析信息的发布主体　关注信息的来源和发布者。选择来自权威部门和机构发布的营养教育信息，并谨慎对待来自没有明确来源的信息，尤其是没有出处的信息片段、聊天截图等。

2）分析信息的主要内容　仔细分析信息的内容，观察是否有完整的事件细节，是否涉及人物、时间、地点的齐全性。注意信息是否带有强烈的情绪导向，是否符合营养信息的常识，是否存在链接到商品等可疑行为。对于文字混乱、逻辑不清晰的信息要保持怀疑态度。

3）分析信息发布渠道　关注信息的发布渠道，权威可信的发布渠道更可靠，而且尽量选择一手信息。确保信息来源的可信度，特别是在社交媒体上阅读信息时要更加谨慎。

通过以上方法，我们可以增强对谣言的辨别能力，筛选出可信和真实的营养教育信息，确保我们传递的信息质量和可靠性。帮助受众正确理解和应用营养知识。同时，也要注意避免自己成为传播谣言的渠道，遵守信息传播的道德和法律规定。

任务三　营养宣传活动

⇒ 案例讨论 --

　　案例　某市为了响应《健康中国行动（2019—2030 年)》和《国民营养计划（2017—2030 年)》，提高公众的营养健康意识，决定开展一项大型营养宣传活动。该活动由市卫生健康委员会主办，市疾病预防控制中心承办，旨在通过一系列丰富多彩的活动，普及营养知识，提升营养健康素养。

　　讨论　1. 如何通过各种渠道和方法提高公众的参与度？

　　　　　2. 如何设定本次活动的具体目标，并设计一套评估体系来衡量活动的效果？

营养与健康宣传活动是指将营养健康信息传播给公众的一系列活动，以提高公众对营养和健康的认知，倡导健康饮食和生活方式，从而促进人们的身体健康和预防慢性疾病。这些活动包括人际传播（如咨询、讲座）、群体传播（如小组活动）、大众传播（如电视、报纸等）以及新媒体传播（微信、直播等）等形式。此外，通过与学校、医疗机构、社区组织等合作，宣传活动可以更广泛地传达健康和营养的重要性，并帮助人们作出更明智的选择来改善他们的生活方式。

一、营养讲座

营养讲座是针对公众或特定群体，由专业的营养专家或健康教育者进行的关于营养和健康的教育演讲。在营养讲座中，专家会介绍与饮食、营养和健康相关的知识、信息和建议，并分享最新的营养科学研究成果。营养讲座的目的是提高听众对于营养和健康的认知水平，帮助他们更好地了解如何选择健康食品、制订合理的饮食计划、满足营养需求以及采取积极的生活方式。

1. 营养讲座的策划　是确保讲座能够达到预期目标，传递正确营养信息并有效吸引听众参与的重要环节。包括以下关键步骤。

（1）确定目标与受众　明确讲座的目标，是提高听众的营养认知、解决特定健康问题或满足某个群体的需求。同时，了解受众特点，如年龄、性别、健康状况等，以便个性化讲座内容。

（2）确定授课专家　寻找具有专业知识与经验的营养专家或健康教育者来担任讲者。确保讲者有能力与听众进行良好的沟通，能够简明易懂地传递营养信息，并且能回答听众的问题。

（3）确定讲座内容与形式　根据目标和受众的需求，确定讲座的内容和形式。内容应包括基本的营养知识、健康饮食宣传，以及针对听众的特定问题或关注点的讲解。形式可以包括演讲、案例分享、互动讨论、实践操作等多种形式。

（4）制订详细计划　为讲座制订详细的计划，包括时间安排、讲座流程、提供资料或手册的准备等。确保讲座内容的连贯性和逻辑性，合理安排时间以使听众能够全面掌握关键知识。

（5）确定场地与时间　根据预计的听众人数和需求，选择适合的场地和时间。场地应能容纳预计的听众规模，提供良好的音响设备和投影设备。时间应选在听众方便参与的时段。

（6）宣传与邀请　利用各种渠道宣传讲座，如社交媒体、学校、社区组织、健康机构等。邀请目标听众参加，并提供注册或报名方式，以便掌握参与人数。

（7）确定活动预案　如遇到特殊情况，营养讲座的时间、地点、流程有可能发生相应改变。因此，应在营养讲座筹备阶段做好细致、周密的预备方案以作替换。

（8）确定项目预算　营养讲座的开展涉及人员、材料、设备、场地、交通等费用，包括但不限于场地及设备租赁费、专家劳务费、物料费、打印费、市内交通费、差旅费等。预算制订应按照国家相关财务管理要求，科学合理、规范精细、倡导节约并留有余地。

（9）进行后续跟踪与评估　讲座结束后，跟踪听众的学习效果和行为改变，通过问卷调查、反馈收集等方式评估讲座的效果，以便持续改进和提高后续讲座的质量。

社区营养知识讲座应急预案（示例）

为确保本次活动的安全举行，并保障参与人员的人身和财产安全，防范各类危险事件的发生，积极应对可能出现的意外情况，以确保活动的成功进行，我们制订了以下预案。

一、活动时间和地点

活动时间：××年××月××日，上午××时至××时

活动地点：××社区活动中心

二、突发事件通知和沟通

1. 预先确定应急通讯渠道，确保能够及时获得突发事件的通知和指示。

2. 在讲座前确认应急联系人的联系方式，并在讲座现场公示应急联系电话。

三、突发事件应对方案

1. 火灾或疏散事件　若发生火灾或疏散情况，立即按照火警或疏散预案进行撤离和疏散。通知现场工作人员协助疏导参与人员，引导他们按疏散路线有序撤离到安全区域，并保持秩序。

2. 突发公共卫生事件　如传染病暴发，根据相关健康部门的通知和建议，决定是否取消或延期讲座。若继续进行讲座，提醒参与人员注意个人卫生，鼓励佩戴口罩并妥善安排座位，保证安全距离。

3. 自然灾害　在自然灾害发生时，如地震、台风等，迅速通知参与人员并按照应急预案进行撤离及疏散指导。向参与人员提供安全区域的指示，并协助他们迅速离开危险区域。

4. 主讲人无法到场或变化　若主讲人出现变更或无法按原计划到场，及时通知参与人员，并根据

情况决定是否寻找替代主讲人。若无法找到替代主讲人，取消或延期讲座，并通过合适的渠道公告和通知参与人员。

5. 设备故障 事先进行设备功能测试，保证设备的正常运行。准备备用设备以备突发设备故障。有专人负责现场设备运行和维护，及时解决设备故障问题。

6. 人员分工

活动负责人： 联系电话：

安保组负责人： 联系电话：

设备组负责人： 联系电话：

主讲人： 联系电话：

社区营养知识讲座活动预算表（示例）

费用名称	金额（元）
场地租赁	
印刷品（手册、海报等）	
音响设备和投影仪	
专家劳务费	
人员配备（志愿者、工作人员）	
奖品和小礼物	
餐饮费用	
其他杂项费用	

2. 营养讲座的组织实施

（1）发布通知 编写讲座通知，明确讲座的主题、时间、地点和参与方式。将通知通过邮件、宣传海报、社交媒体等渠道广泛宣传，吸引目标听众的参与。指定报名方式，收集听众的预约信息，确保听众的参会登记。

（2）场地和设备准备 预订合适的场地，确保能够容纳预计的听众人数并提供良好的视听环境。检查所需的设备和工具，如投影仪、音响系统、话筒、计算机等，确保其正常运作。

（3）营养讲座的开展 主持人开场致辞，介绍讲座的目的和重要性，引起听众的兴趣和关注。演讲者按照预定的讲座计划进行讲解，使用适当的视觉辅助材料，如幻灯片、图表等。讲解各种营养知识，如膳食平衡、重要营养素、健康饮食习惯等，结合实际案例进行讲解。

（4）现场答疑与咨询 安排互动环节，鼓励听众提问与演讲内容相关的问题，并由演讲者进行解答。提供现场答疑与咨询服务，帮助听众解决个体化的营养问题，并提供实际建议和指导。分发相关资料或提供相关链接以供进一步学习和深入了解。

营养讲座通知（示例）

关于召开"合理膳食 免疫基石"营养与健康讲座的通知

为迎接全民营养周暨"5·20"中国学生营养日，深入推进合理膳食行动，提高营养意识，倡导健康生活方式，后勤保障部组织"合理膳食，免疫基石"主题讲座，现将有关事项通知如下：

一、讲座时间及地点

时间：××年××月××日（周×）××时—××时

地点：行政楼×××会议室

二、参加人员

各学院各年级选派 2 名学生代表（生活委员）和食堂人员。

三、讲座内容

营养与健康讲座"合理膳食，免疫基石"。

四、注意事项

1. 各年级各学院推荐 2 名学生代表，请将推荐学生代表名单（附件）于××月××日下午×时前发给××（QQ：×××）。

2. 请参加讲座学生提前 10 分钟到达会场签到，会议期间请关闭通讯工具，遵守会场秩序。

3. **营养讲座的评估总结**　评估总结是对某个活动进行综合评估和总结的过程。它旨在回顾和评估活动的各个方面，包括活动目标的达成程度、活动流程的执行情况、参与者的反馈和效果等。通过活动评估总结，可以对活动的整体效果和价值进行客观的评估，并提供改进和优化的建议。活动评估总结的目的是帮助组织者了解活动的优劣势，改进和提升活动质量，更好地满足参与者的需求和期望，以及实现活动的目标和效果。它不仅对活动本身具有指导作用，还可作为未来活动策划和组织的参考依据。

（1）评估总结的主体

1）组织者/主办方　营养讲座的组织者或主办方负责收集评估数据，并进行总结和分析。他们可以通过参与人数统计、反馈调查问卷、观察和记录等方式，获得听众的反馈和评价。组织者需要对讲座的整体效果进行综合评估，并撰写评估总结报告。

2）演讲者　作为讲座的主要内容提供者，演讲者在评估总结中也扮演重要角色。他们可以接受组织者的评估和观察，并参与讲座质量的评估和改进讨论。听众对演讲者的表现和演讲技巧的评价对评估总结有重要的影响。

3）听众/参与者　作为讲座的受众，听众的反馈和评价是评估总结的重要依据。他们可以通过回答反馈调查问卷、提出问题和建议、参与讨论等方式，向组织者和演讲者提供反馈意见。他们的意见和评价将对讲座的改进和提升起到重要的指导作用。

（2）评估总结的内容

1）活动目标评估　评估活动的目标是否明确、具体，以及在活动中是否得到了有效实施和达成。

2）活动流程评估　评估活动的组织和执行过程，包括策划、准备、安排、协调和执行等方面的顺畅度和效率。

3）参与者反馈收集　通过调查问卷、访谈或观察等方式，收集参与者对活动的评价、意见和建议，了解他们对活动内容、组织和交流的满意度和认可度。

4）参与者满意度评估　通过分析参与者反馈数据，评估参与者对活动的总体满意度和体验，了解他们对活动的最大收益和改进空间。

5）目标成果评估　评估活动在实现设定目标方面的成果和效果，例如参与者所获得的知识、技能、启发或实际应用。

6）改进和优化建议　根据评估结果，提出改进和优化活动的具体建议，包括活动策划、内容设置、交流方式、互动环节和后续跟进等方面。

（3）评估总结工作开展的步骤

1）确定评估目标　明确评估总结的目的和期望。确定需要评估的重点和关注点，如讲座内容的有效性、参与者的满意度、知识传递效果等。常用的评价指标有营养知识平均分、营养知识合格率、营养知识知晓率（知晓人数/总调查人数×100%）、营养知识总知晓率（知晓题次/总调查题次×100%）、信念持有率、行为流行率以及行为改变率等。

2）收集数据　收集评估所需的数据。可以通过提供反馈的调查问卷、访谈、观察记录等方式，收集参与者对讲座的反馈和意见。同时，记录和统计参与人数、互动情况等活动数据。

3）分析数据　对收集到的数据进行整理和分析。可以利用统计分析工具和可视化工具，对数据进行分析，提取评估所需的实质信息。

调研问卷（示例）

各位小伙伴，我们在今天圆满结束了营养健康讲座，相信大家都对这次活动有颇多感受，诚邀各位填写以下问卷，让今后我们的活动更加丰富多彩！

1. 您的姓名：

2. 您的性别：

3. 今天您是否积极参与了我们的活动？

4. 此次活动前的通知是否及时、到位，使您能够知悉活动行程安排？

通知内容详细周到

内容明确，但不够细致周到

通知内容不够清晰具体

其他

5. 您对本次组织活动的工作安排的满意程度？

非常满意，满意，一般，不满意

6. 您对本次活动的内容与形式是否满意？

非常满意，满意，一般，不满意

7. 你觉得本次活动的亮点和特色是什么？

内容丰富，涵盖面广，形式新颖，准备充分，其他（请注明）

8. 您觉得这次活动有意义吗？

有，没有

9. 本次活动是否加深了你对大家的认识与了解？

是，否

10. 您对每次活动能接受的时长？

1小时，2小时，2小时以上

11. 您对本次活动的整体满意度？

非常满意，满意，一般，不满意

12. 您希望活动是什么样子的？

13. 对于下次举办的活动您有什么更好的推荐？

14. 为我们的此次线上活动打个分数。

1，2，3，4，5

15. 本次活动是否符合您的预期？

是，不是

16. 对于这次活动您的感受是什么？

好玩有趣，还行，一般，乏味无趣，比较尴尬

17. 本次活动对您有没有收获？

有很大收获，有一些收获，收获很少，没有收获

18. 您对此次活动有没有不满意的地方？

有，没有

19. 对于本次活动内容及类型，您是否还有其他意见？

二、营养小组活动

小组活动是指由一小群人（通常是 3～10 人）参与的集体活动。这些人可以共同合作、讨论、解决问题、制定决策或完成特定任务。小组活动的目的是促进成员之间的互动、合作和团队合作能力的发展。通常在学校、工作场所、社区组织或其他团体中进行。它们可以采取多种形式，如团队项目、讨论会、角色扮演、竞赛或游戏。小组活动可以围绕特定的主题或目标展开，也可以用于培养特定的技能或达到特定的学习目标。

小组活动的重要性在于它们提供了一种互动性和参与性高的学习方式。通过与他人协作、分享观点和解决问题，小组成员能够互相学习、借鉴和支持，同时也能够培养良好的沟通、合作和领导能力。小组活动还能够增强成员之间的归属感和团队精神，提高整体的工作效率和学习成果。小组活动也可以激发创新和想象力，因为成员们可以共同探索新的思路、提出新的建议，并合作找到解决问题的创造性方法。此外，小组活动也能够帮助个体更好地理解和尊重他人的观点，培养良好的合作和人际关系技巧。

由于营养教育存在广泛性、实践性、社会性等诸多特性，小组活动在营养宣传教育时有较强的适配性，它能够增强参与者对营养知识的理解，提高参与度，并促进积极的行为改变。①营养小组活动提供了一个互动和参与的平台。参与者可以进行讨论、分享经验和知识，与他人互动，增加参与度和学习兴趣。相较于传统的讲座或独立学习，小组活动能够更好地吸引参与者的注意力并积极参与。②小组活动鼓励团队合作。通过小组讨论、角色扮演和协作任务，参与者可以互相学习、倾听他人观点、建立合作关系和实现共同目标的技能。这对于培养团队精神和协作能力非常有益。③在营养小组活动中，来自不同背景和经验的人聚集在一起，带来了多元化的观点和思维方式，参与者可以从其他人的经验和观点中获益，有助于扩大视野、打破偏见，以及提高对于营养问题的综合理解。④营养小组活动通常包括实践和应用两方面。参与者可以亲自参与食物制作、食物选择活动、实际案例分析等，将理论知识转化为实际技能，并将其应用于日常生活中。这种实践和应用能够加深参与者对于营养知识的理解和记忆。⑤小组活动提供了一种支持和鼓励的环境。参与者可以互相支持、分享挑战，共同面对营养改变的困难和阻碍。这种支持和鼓励的氛围有助于增强参与者的动力和决心，持久地改变饮食习惯和生活方式。⑥营养小组活动能够综合应用不同的学习方式和方法，如听觉、视觉、触觉和言语。通过多样化的学习模式，参与者可以更全面地吸收和理解营养知识，提高学习效果。

1. 营养小组活动的策划

（1）确定目标和主题　明确活动的目标和主题是策划过程的首要步骤。确定通过活动实现的具体目标，例如增加营养知识、促进饮食习惯的改变、培养团队合作精神等。选择与营养相关的主题，如平衡饮食、健康食材、饮食习惯等。

（2）确定参与者和人数　确定参与活动的目标群体和参与人数。考虑群体的特点和需求，以确保活动与参与者的兴趣和水平相匹配。如学生、员工、社区居民等。

（3）制订活动计划　制订详细的活动计划，包括日期、时间、地点、活动内容和流程等。确保活动计划合理安排，充分利用时间，并确保参与者可以顺利参与和享受活动。

（4）设计互动活动　选择适合目标群体的互动活动，例如小组讨论、角色扮演、游戏、实践活动等。确保活动具有趣味性和教育性，能够引起参与者的兴趣并积极参与。

（5）准备资源和材料　根据活动内容准备必要的资源和材料，例如营养知识资料、食物样本、烹饪设备等。确保所有所需物品和设备都准备齐全，并在活动中能够方便使用。

（6）宣传和邀请　参与者通过适当的宣传渠道（如广告海报、社交媒体、电子邮件等）宣传活动，并邀请目标群体的参与者。确保宣传内容明确、吸引人，并提供参与报名和联系方式。

（7）活动预算　在营养小组活动开始前，需要对活动经费进行评估。包括邀请专家的费用、场地租借费、音像材料制作费、宣传材料印刷费、工作人员劳务费和其他活动所需物品的费用进行估算。活动结束后，可以进行成本－效果分析，比较活动花费与活动收效，为后续活动提供指导。

（8）评估和反馈　在活动结束后，进行活动的评估和收集参与者的反馈。通过问卷调查、小组讨论或面对面交流等方式，了解参与者对活动的评价和建议。这有助于改进和完善未来的活动策划。

2. 营养小组活动的组织实施

（1）营养小组活动前期的宣传　在活动开始前，进行宣传是吸引参与者的关键。通过社交媒体平台、电子邮件或在线论坛等渠道发布活动信息，吸引目标群体的关注和参与。联络社区组织、学校、公司或相关机构，以合作或合作宣传的方式扩大活动影响力。制作宣传海报和传单，包括活动的日期、时间、地点、内容亮点和参与方式等重要信息。

（2）营养小组活动地点的确定　选择适合活动的地点是确保活动顺利进行的重要因素。所选场地应能容纳预计的参与者数量，并具备适当的布局，以便形成良好的互动氛围。检查场地是否配备所需的设备和设施，例如投影仪、音响系统、白板等，以支持讲座、展示和互动环节的进行。根据活动内容需求，确定是否需要额外设备，如炉灶、厨具、餐具等，以供实践活动或食物展示使用。

（3）营养小组活动所需材料制备及使用　根据活动内容和目标，制备和使用适当的材料有助于提升参与者的学习体验。准备提供给参与者的相关讲义和手册，包括课程大纲、重点知识、实践指导和额外资源等。准备相关的视频和音频资料，如专家讲解、食物制作示范、成功案例分享等，以丰富活动内容。根据活动内容，准备实践所需的食材、厨具、餐具等，以方便参与者实际操作和体验。

（4）营养小组活动工作人员组织　确保有足够的工作人员协助活动的组织和执行，可以提高活动效果和顺利开展。例如：主持人或组织者负责活动的整体协调和流程控制，确保活动按计划进行。讲师或专家提供专业的知识和指导，进行讲解、回答问题和引导讨论等。协助人员帮助参与者签到、分发材料、协助实践活动、管理现场秩序等。

（5）营养小组活动开展现场的组织　在活动现场，一些关键的组织措施可以帮助活动顺利进行。设置标识、指示牌或路径提示，以指引参与者到达活动场所并找到所需的区域。设置注册和签到台，确保准确记录参与者信息和到场情况。确保活动按照事先确定的时间表进行，讲解、互动和实践环节的时间分配得当。对活动的相关材料（图片、视频、文字等）进行留存。收集活动参与对象的反馈，及时记录，并在后续活动中加以考虑和解决。

1）学习的初始阶段　工作人员组织各小组组员通过"两两相互介绍"的形式相互认识。组织各小组组员讨论和制订小组规则，后续的小组根据制订的规则有序地开展学习。

2）小组的发展阶段　工作人员通过知识宣讲、派发知识宣传单，比如，通过有奖竞答、相互讨论的形式，让组员能够高效地学习关于膳食营养宝塔以及平衡膳食等知识。

3）小组的结束阶段　工作人员鼓励组员通过运用小组中所学知识点，比如，写出一份符合膳食营养宝塔以及平衡膳食原则的食谱，从而巩固对所学营养知识的认识理解，通过小组活动的组织开展，希望组员能够了解每人每天所吃的各种食物是有最佳摄入量的，回家后会给家里人讲解今天学习的知识，让自己家人也能够吃得健康。

3. 营养小组活动的评估总结

（1）营养小组活动实施过程的评估总结

1）评估活动前的准备工作　包括宣传和招募参与者、活动场地的准备、所需材料的准备等。评估是否能按计划、及时地完成准备工作。

2）评估活动期间的组织和协调工作　包括活动流程的安排、参与者的注册与签到、工作人员的分工与协作等。评估是否能保持良好的组织和协调，确保活动顺利进行。

3）评估活动的内容和教学过程　包括讲座、实践活动、互动环节等。评估讲师或专家的表现、参与者的参与度、教学方法的适用性等方面。

4）评估参与者对活动过程的反馈和满意度　可以通过问卷调查、口头反馈等方式收集参与者的意见和建议。评估参与者对活动的认可度、满意度以及对活动内容的收获与体验。

5）评估活动过程中出现的问题和挑战，并提出相应的改进和建议　评估是否有必要调整活动流程、增加互动环节、改进教学方法等，以提升活动的质量和效果。

（2）营养小组活动效果的评估总结

1）知识传递与教育效果　评估参与者在活动中所获取的营养知识的掌握程度。可以通过知识测试、问卷调查等方式测量参与者对于营养相关知识的理解和掌握程度。

2）行为改变与实践效果　评估参与者在活动后是否出现行为改变，如更加注重饮食健康、合理搭配食物等。可以通过行为观察、问卷调查等方式了解参与者的实践效果。

3）健康状况与生活质量　评估活动对参与者健康状况和生活质量的影响。可以通过健康调查、生活质量评估问卷等方式了解参与者在营养小组活动后的身体健康和生活改善情况。

4）参与者反馈与满意度　评估参与者对活动效果的反馈和满意度。可以通过问卷调查、个别访谈等方式收集参与者对活动效果的评价，了解他们对自身变化的体验和满意度。

（3）营养小组活动整体的评估总结　评估营养小组活动整体时，可以综合考虑实施过程和效果两方面的评估结果，并对活动的整体质量进行综合评价。

1）总结活动中的成功因素和亮点　如宣传策略的有效性、参与者的积极参与度等。明确活动取得成功的关键因素，以便在今后的活动中充分利用。

2）识别活动中的不足和改进的方向　如活动流程中存在的问题、参与者满意度有待提升等。提出相应的改进建议，以提高活动的质量和效果。

3）评估参与者对于活动的推荐度　了解他们是否愿意将活动推荐给他人参与，以衡量活动的口碑效应和参与者满意度。

4）综合前述评估结果　对整个营养小组活动进行综合评估和总结。总结活动的主要收获与成果，以及需要改进的方面，为今后类似活动提供借鉴和改进的经验。

"中国居民膳食指南（2022）"的营养教育——小组讨论（示例）

模拟场景：联系某一社区负责人，说明平衡膳食营养教育的意义，确定讨论会议场所，设立主持人、公共营养师和社区群众等。

1. 工作准备

准备本次营养教育的内容、预案、《中国居民膳食指南（2022）》、问题卡等。

2. 工作步骤

步骤1：活动的开始（开场）。

主持人首先开场白，介绍本次小组讨论的议题，说明平衡膳食营养教育的意义，相互介绍认识。

步骤2：提出相关问题。

公共营养师根据以下《中国居民膳食指南（2022）》的内容提出相应的问题。

《中国居民膳食指南（2022）》提炼出了平衡膳食八准则。其中应该多吃什么？适量吃什么？少吃什么？

步骤3：解答提出的相关问题。

根据步骤2提出的问题，由社区群众轮流进行回答。

步骤4：结果评价。

对于社区群众回答的每一个问题的情况，公共营养师都应对其回答的准确性、科学性、全面性等进行评价，并将科学的答案告知社区群众，组织社区群众进行小组讨论，让他们深刻了解膳食指南的内容。

步骤5：点评与讨论。

对社区群众的问题答案要给予相互的点评和讨论，判断参考标准为是否具有科学性和准确性、是否全面和重点突出、是否通俗易懂；语言是否具有艺术性及引导性；回答问题是否具有针对性；是否符合会场气氛。

步骤6：活动结束。

主持人对本次小组讨论活动进行总结、致谢等。

3. 注意事项

（1）提问过程、解答过程应穿插进行。

（2）对社区群众的问题答案必须给予科学的解答，解答问题应针对性强，注意有效时间内的效果。

三、大型营养宣传活动

大型营养宣传活动旨在向公众传达科学的营养知识。活动可以包括专家讲座、研讨会、学术会议等形式，通过权威人士分享最新研究成果和专业知识，提供关于营养需求、健康饮食的信息和指导。

大型营养宣传活动可以通过广泛传播营养知识和信息，提高公众的营养意识，帮助人们了解食物的营养价值、合理的膳食搭配以及对健康的影响，促使公众更加关注自身的饮食习惯和营养需求；通过专家讲座、培训课程、研讨会等形式，传播科学的营养知识，有助于消除人们对错误信息的误解，提供准确的营养指导，帮助公众了解营养的重要性和正确的健康饮食原则；通过展示和推广健康饮食的概念和实践，鼓励人们养成良好的饮食习惯；能够吸引更多的关注和参与者，提高活动的影响力和覆盖面；促进不同机构、组织和政府部门之间的合作，通过集结各方资源和力量，可以推动制订和实施相关的健康和营养政策，提高公众对营养问题的关注度和政府对营养支持的力度。

1. 大型营养宣传活动的策划

（1）目标和主题的确定　明确大型营养宣传活动的整体目标，目标可以是提高公众对营养知识的认识和理解、促进健康饮食行为的形成、推动相关政策的制定和实施等。确立活动目标是策划工作的重要起点，目标的明确性有助于指导后续规划与执行。

根据目标选择合适的主题，例如：饮食多样化、均衡营养、特定人群的营养需求等。主题应与目标紧密相关，并符合目标受众的需求和利益。通过制定具体的主题，可以更好地引导活动内容和传达营养信息。

（2）受众的确定　明确活动的目标受众，例如儿童、青少年、成年人、老年人、妊娠期妇女等不同人群。了解目标受众的特点、需求、兴趣和注意事项，为后续活动内容的个性化设计和传播方式的选择提供依据。

根据目标受众的特征和需求，进一步将受众细分为具体的子群体。例如，根据年龄、性别、职业、文化背景等因素进行分类，以便更好地针对不同群体的需求进行策划与传播。

通过市场调研、问卷调查、焦点小组讨论等方式，收集目标受众的反馈和意见。了解受众对营养宣传活动的需求、兴趣爱好、参与意愿等，为后续内容策划和传播方式的选择提供参考。

（3）具体形式的确定　大型营养宣传活动常见的有宣讲类（讲座、培训）、展示类（展览、展示）、体验类（体验活动、营养科学实验）、竞赛类（营养知识竞赛）等，还可以多种形式融合。各种类型的宣传活动均有不同的特点，应根据实际需求进行选择。

1）宣讲类（讲座、培训）　宣讲类活动通过专家讲座、培训课程等形式向目标受众传达营养知识。特点是注重知识传递和专业性，通过专家分享最新的研究成果和营养知识，提供权威和科学的指导。此类活动适合群体较大、知识需求较强的受众，如学校、企事业单位等。

2）展示类（展览、展示）　展示类活动通过搭建展览或展示场地，向公众展示与营养相关的食品、食谱、营养品等。特点是直观、可视化，通过视觉感知和信息展示引起公众的兴趣和关注。此类活动适合各类公共场所、购物中心、社区等。

3）体验类（体验活动、营养科学实验）　体验类活动通过实际体验的方式，让公众亲自参与并感受营养知识。例如烹饪课、蔬菜采摘、营养科学实验等。特点是互动、参与性强，通过实际操作来了解和体验健康饮食的乐趣和效果。此类活动适合家庭、学校、社区等。

4）竞赛类（营养知识竞赛）　竞赛类活动通过组织营养知识竞赛，激发公众的学习兴趣和竞争动力。特点是寓教于乐，通过竞赛形式来检验和提升营养知识水平。此类活动适合学校、社区、企业等。

5）综合类　多种宣传形式结合，例如将讲座、营养知识竞赛、图片及模型展结合。

（4）大型营养宣传活动内容的确定　根据活动主题和目标，确定具体的内容安排，可以包括专家讲座、培训课程、烹饪展示、互动游戏、体验活动等，确保内容能够吸引目标受众的兴趣，并能够有效地传递营养知识和引导行为改变。

根据目标受众的需求和兴趣，选择与营养相关的核心内容，例如健康饮食、营养知识、特定人群的营养需求等。

结合科学性和实用性，确保活动内容基于科学研究和权威指南，并提供实际的行动指导，例如健康食谱、膳食建议、购物清单等。

创新和趣味性也是确定内容的重要考虑因素，采用互动、参与式的形式，例如互动游戏、体验活动、科普展示等，可以增加受众的参与感和记忆效果。

（5）时间的确定　活动时间的安排与宣传活动的背景紧密相关，需要根据目标受众的特点和能够最大程度吸引参与者的时间进行安排。如果活动与某个主题节日或纪念日相关，最好将活动时间安排在当天或该节日的附近，以增强宣传效果。例如，在全民营养周、全国食品安全宣传周等期间，举办与营养相关的活动，能更好地引起受众的关注和参与，同时也符合节日氛围。针对不同群体的活动，需要考虑他们的工作或学习时间特点，如对于上班族或学生群体，可以将活动安排在晚上或周末，以便他们能够参加，考虑到社区居民或家庭的情况，可以选择在周末或晚间举行活动，这样更容易吸引他们的关注和参与。活动时间的选择还应考虑受众的参与度和方便性，在确定具体时间时，可以进行调研或问卷调查，了解受众的时间偏好和日程安排，以便在最佳时段举行活动。此外，选择方便交通、配套设施完善的场地，也可提高活动的参与度。

（6）地点的确定　根据目标受众的特点和活动的规模，选择合适的场地。例如会议中心、展览馆、社区中心、学校、公园等。

根据活动内容和形式的要求，选择能够满足活动需求的场地设施，如讲座厅、展览区、烹饪工作坊、户外场地等。确保场地的容量和便利性，能够满足预计的参与人数和交通、设施的需求。

（7）合作媒体的确定　根据目标受众的特点和活动的定位，选择合适的媒体渠道进行宣传和推广。例如电视、广播、报纸、杂志、社交媒体等。与合作媒体建立合作伙伴关系，共同制订宣传计划，确保营养宣传活动的广泛传播和曝光。针对不同的媒体渠道，制订不同的宣传内容和形式，以最大化地吸引受众的关注和参与。

（8）活动组委会及职责的确定　成立活动组委会，由相关机构、专家和组织共同组成，负责活动的策划、组织和执行。确定各个委员会成员的职责和分工，例如活动策划、场地布置、媒体宣传、嘉宾邀请、志愿者招募等。协调各方资源，整合专业知识和经验，确保活动的顺利进行和取得预期效果。

1）会务组　负责活动的会务事项，包括会议场地预订、会务设备准备、会议日程安排、嘉宾邀请、签到注册、礼品发放等。会务组需要保证活动的顺利进行，确保会议场地和设备的正常运作，同时提供良好的会议体验和服务。

2）宣传组　负责活动的宣传工作，包括制订宣传计划、设计宣传材料、组织媒体发布、社交媒体推广、线下宣传等。宣传组需要确保活动信息传播到目标受众，提高活动的知名度和影响力，吸引更多的参与者和媒体关注。

3）资料组　负责活动所需的资料整理和处理工作，包括收集和整理与活动主题相关的资料、制作活动手册和介绍材料、准备演讲资料等。资料组需要确保活动所需的资料准备完备，为参与者提供有价值的信息和参考资料。

4）综合接待组　负责活动现场的综合接待工作，包括接待嘉宾和参与者、提供活动信息和指引、解答问题、协助安排住宿和交通等。综合接待组需要为参与者提供友好和周到的接待服务，解决他们的问题和需求，确保活动的顺利进行和参与者的满意度。

5）活动协调组　负责活动的整体协调和组织工作，包括与各小组协调沟通、活动进度控制、协助解决问题和紧急情况处理等。活动协调组需要确保各小组之间的协作和衔接，保证活动的顺利进行，及时应对突发情况，确保活动的质量和效果。

工作人员及相应职责不仅限于上述的内容，根据活动形式、内容、规模、特点的不同，各工作组的设置可进行合并或分设。确保整个活动由专人总体负责，每个组各有专人负责，每个岗位有专人负责，各组以及组内要分工协作。

2. 大型营养宣传活动的组织实施

（1）前期准备

1）场地规划和物资准备　根据活动规模和参与人数，对活动场地进行合理规划，包括流线、摆放布局等。同时，准备所需的物资，如舞台搭建所需的器材、座椅、音响设备、灯光设备等。

2）与管理人员和政府部门协调联络　与辖区管理人员和政府部门进行沟通和协调，报备活动计划，确保符合相关规定和法规。这包括联络场地管理方，提交申请表格，进行审核和审批程序。

3）宣传物料准备　提前制作和分装宣传物料，包括宣传册、传单、海报、宣传背心等。同时搭建各项宣传设施，如背景板、展板、灯箱等，以展示和传达宣传信息。这些物料和设施的准备需要提前计划和制作，确保在活动现场能够及时使用。

4）协调媒体机构进行宣传　与各种媒体机构协调联系，包括电视台、广播台、报纸、杂志、网络平台等，进行多渠道的线上和线下宣传。确保活动信息能够覆盖更广泛的受众群体，提升宣传效果和知名度。

5）嘉宾邀请　根据活动主题和目标，邀请相关领域的专家、知名人士、明星或其他具有影响力的嘉宾参与活动。与嘉宾进行沟通和邀请，确保他们能够参加并为活动增添独特的价值。

6）稿件和资料撰写　准备相关稿件和资料，包括新闻稿、嘉宾介绍、活动议程、演讲稿等。撰写精细、准确的稿件和资料，能够在媒体报道和活动推广中起到重要的作用。

7）活动彩排和应急准备　进行活动现场的彩排和演练，确保各个环节的流程和协调配合。同时要做好应急准备，考虑可能出现的意外情况、人员或设备问题，制订相应的应急方案。

8）会后媒体报道计划　在活动结束后，制订会后媒体报道的计划。包括整理活动的资料和照片，编写详细的活动报告，与媒体机构沟通，确保活动得到媒体的全方位报道和宣传。

9）执行清单的准备　制订详细的执行清单，列出各项工作的具体任务和时间安排。有助于掌握工作进展情况，及时查看和跟进，确保活动执行过程中的顺利进行。

（2）现场执行　提前与嘉宾进行详细沟通，告知他们活动流程和时间安排，确保他们能及时到场，并提前候场。在活动开始前，让接待人员提前十分钟通知嘉宾即将上场，以避免嘉宾不在现场的情况发生。

活动主持人在整个活动中扮演着关键的角色。他们应提前参与活动的设计并熟悉整个流程，了解嘉宾的背景和活动的各个环节。在现场活动开始前，主持人应提前到达现场，与组织方和嘉宾沟通，并确保自己对每个环节有清晰的掌握。作为主持人，应按照预设的流程把控活动的节奏，要始终关注活动的整体时间安排，根据情况灵活调整活动的进程。同时，主持人应适时调动现场的气氛，使观众和嘉宾都能积极参与。无论做多好的准备，现场仍然可能出现一些意外情况。主持人需要做好应对准备，及时应对现场可能发生的突发情况，保证活动的顺利进行。这包括对设备、人员、安全等方面的应急准备，以及提前制订应对方案和沟通机制。

（3）结束收尾　对活动进行总结和评估，包括目标达成情况、参与者满意度、宣传效果等方面，为未来活动改进提供参考。撰写活动报告，记录活动的过程和成果，制作宣传回顾的内容，包括图片、视频、媒体报道等。清理现场，归还场地和设备，处理活动材料和文件，完成活动的收尾工作。对参与者进行回访，了解他们的反馈和意见，进行后续跟进工作，维持良好的交流和合作关系。

3. 大型营养宣传活动的评估总结

（1）过程评价

1）活动方案内容评价　评估活动方案的目标是否合理、宣传内容和形式是否与目标和受众相匹配，宣传材料的质量是否合格，经费预算是否合理等。通过与活动团队的反馈和参与者的意见收集，进行评估。

2）活动方案执行情况评价　评估活动是否按计划完成内容，是否存在遗漏情况以及对预期目标的实现程度。可以通过现场观察、活动记录和与工作人员的讨论等方式进行。

3）工作人员情况评价　评估工作人员的态度与责任心、职责范围内的工作完成情况、团队间的协调和配合，以及他们的内外部联络能力等情况。可以通过观察、个人访谈、问卷调查等方式进行评价。

4）过程评价的方法　可以采用嘉宾咨询，与参与者进行面对面的交流和反馈，了解他们的参与体验和对活动的评价。同时，通过现场观察和记录，对活动进行监督和记录，评估是否符合预期结果，以及是否存在改进的空间。此外，也可以进行个人访谈或小组讨论，与活动团队成员和工作人员进行深入交流，收集意见和建议。

（2）活动总结和效果评价

1）效果评价的主要内容　评估活动的具体效果，包括宣传材料的发放份数、现场活动的参与人次、线上直播的参与人数、网络平台的宣传浏览量、签名墙的签名人数、活动参与单位的数量、覆盖的社区、学校、单位的数量、媒体报道的数量、发放调查问卷的份数以及营养健康知、信、行的变化等。通过这些指标来评估活动的广度和深度，以及对受众产生的影响。

2）效果评价的方法　可以通过检索查阅和收集资料，收集活动期间的各种数据和统计信息。同时，可以进行问卷调查，向活动参与者收集他们对活动效果的主观感受和意见。还可以进行访谈等深入交流，了解参与者对活动的评价和建议。通过以上方法，可以综合评估活动的实际效果和影响。

在评价活动的效果之余，也要及时总结活动中暴露的问题，如人员调配、宣传内容和形式等，有助于为今后的大型营养宣传活动提供参考和改进的方向。

××年全民营养周暨"5·20"中国学生营养日主题宣传活动方案（示例）

一、活动时间和主题

（一）活动时间

××年5月14—20日（5月第三周）是第×届全民营养周；5月20日是第×届中国学生营养日。

（二）传播主题

××年全民营养周传播主题为"合理膳食　食养是食医"，宣传口号为"健康中国　营养先行"；"5·20"中国学生营养日的传播主题为"科学食养　助力儿童健康成长"。

（三）活动内容

××年全民营养周主要内容为：贯彻落实《健康中国行动（2019—2030年）》《国民营养计划（2017—2030年）》《老年营养改善行动（2022—2025）》，推广普及《中国居民膳食指南（2022）》核心信息，宣传解读《成人高脂血症食养指南（2023年版）》《成人高血压食养指南（2023年版）》《成人糖尿病食养指南（2023版）》，鼓励居民合理搭配日常膳食，养成良好饮食习惯；鼓励基层卫生工作者（包括营养指导人员）结合工作需要及患者实际，运用指南辅助预防和改善慢性疾病。

"5·20"中国学生营养日以提高儿童青少年健康水平和素养为核心，以促进青少年科学食养为重点，强化政府、社会、个人责任，推进家庭、学校、社区医疗机构密切协作。2023年主要内容为：贯彻落实《国民营养计划（2017—2030年）》《学校食品安全与营养健康管理规定》有关要求，以《中国学龄儿童膳食指南（2022）》《儿童青少年生长迟缓食养指南（2023年版）》为指导，大力普及膳食营养和身体活动知识，促进儿童青少年健康成长，助力健康中国建设。

二、活动安排

（一）启动仪式

拟于 5 月 15 日在××举行启动仪式，启动仪式以线下会场为主、线上观众参与、线上线下互动直播的方式举行，联合主流媒体和新媒体传播，以加大活动的传播力度和社会覆盖面。

（二）营养周主题传播活动

1. 大型公益讲座

结合专业特点、工作需要和患者实际，组织动员广大营养健康科技工作者，依据××年全民营养周和学生营养日活动内容，策划 1~2 个主题内容，联合组织大型公益讲座宣传活动，运用《指南》辅助预防和改善慢性疾病，普及营养健康知识、提升营养健康素养。食品营养企业可同步开展特色食品宣讲活动。

2. 线上传播

针对上述大型公益讲座，加大线上传播的力度，通过科普文章、视频、海报、实践指导工具等形式，利用主流媒体和各单位官方网站、微博、微信公众号、社区居民群、学校家长群等平台进行传播，提升全民参与度。

3. 爱心捐助贫困儿童等特殊人群

组织专家深入农村困难地区开展咨询、义诊等活动；同时，利用全国助残月契机，对残疾学生等特殊群体开展捐赠和健康体检活动。

4. 规定运作和自选运作紧密结合

各专业委员会、行业企业等有关单位可广泛招募健康宣传员，动员社会各界力量联合开展各具特色的宣传活动。

三、活动总结

各地各单位要将活动开展情况第一时间形成总结，与影像资料一起于活动结束后 1 周内交于省营养学会。

目标检测

答案解析

一、单选题

1. 对教育对象进行营养教育的宣传途径一般不包括（　　）

　　A. 个体传播　　　　　B. 面对面交流　　　　　C. 散发小册子　　　　　D. 讲课

2. 小组讨论的步骤有（　　）

　　A. 开场白　　　　　B. 初步讨论　　　　　C. 深入讨论

　　D. 结束语　　　　　E. 以上都是

3. 下列不属于营养教育基本方法的是（　　）

　　A. 批评教育　　　　　B. 小组活动　　　　　C. 个别劝导　　　　　D. 培训、咨询

4. 以下不属于效果评价主要内容的是（　　）

　　A. 宣传材料的发放份数　　　　　　　　B. 现场活动的参与人次

C. 线上直播的参与人数　　　　　　　　D. 活动团队的内部会议次数

5. 在传播营养教育核心信息时，以下不属于使用核心信息注意事项的是（　　）

A. 明确说明信息适用的目标人群或适宜人群

B. 明确发布或发表信息的目的

C. 提供信息作者的专业资质和经验

D. 忽略信息的来源，以增加信息的神秘感

二、多选题

1. 下列部门中可以获得社区居民营养与健康资料的有（　　）

A. 政府行政部门　　　　B. 科研学术部门　　　　C. 医院

D. 疾病控制中心　　　　E. 妇幼保健院

2. 营养教育适合的宣传方式有（　　）

A. 电影　　　　　　　　B. 广播　　　　　　　　C. 小册子

D. 录像带　　　　　　　E. 讲课

3. 大型营养宣传活动常见的形式有（　　）

A. 讲座　　　　　　　　B. 培训　　　　　　　　C. 展览　　　　　　　D. 营养知识竞赛

4. 下列属于营养咨询形式的是（　　）

A. 面对面访谈　　　　　B. 电话访谈　　　　　　C. 网络访谈　　　　　D. 书面信件交流

5. 以下属于营养咨询服务范畴的是（　　）

A. 健康者的营养咨询　　　　　　　　　B. 营养相关疾病者的营养咨询

C. 住院患者的营养支持　　　　　　　　D. 特殊人群的营养咨询

书网融合……

本章小结　　　　　习题

项目七　特定人群营养健康教育

学习目标

【知识要求】

1. **掌握**　学龄前儿童、妊娠期妇女、老年人以及慢性非传染性疾病人群的营养健康教育内容。

2. **熟悉**　慢性非传染性疾病人群（肥胖、糖尿病、高血压）的分类和诊断。

3. **了解**　学龄前儿童、妊娠期妇女、老年人以及慢性非传染性疾病人群的生理、心理和行为特点。

【技能要求】

具备针对学龄前儿童、妊娠期妇女、老年人以及慢性非传染性疾病人群设计和实施营养健康教育方案的能力。

【素质要求】

培养以人为本、严谨规范的营养指导态度；培养以己及人、关爱他人的家国情怀。

任务一　学龄前儿童营养健康教育

⇒ 案例讨论

案例　某社区儿童中心对所有在册学龄前儿童进行了一次全面健康体检，体检项目包括体重、身高、听力、视力、牙齿、常规内外科检查、血红蛋白测定以及微量元素检测。体检结果如下：受检儿童身体完全正常占 55.67%，3 岁以上儿童疾病检出率由高至低分别是贫血（9.87%）、龋齿（8.56%）、超重（6.43%）、肥胖（3.12%）、营养不良（1.45%）。此外，视力不良的检出率达到了 45.21%。该儿童中心的学龄前儿童贫血和视力不良问题较为突出，亟须加强营养健康教育。

讨论　1. 学龄前儿童营养健康教育主要场所在哪里？主要教育对象是谁？

　　　2. 开展学龄前儿童营养健康教育的内容和方式是什么？

一、基本概念

1. 学龄前儿童　根据国内外现行的医学和心理学分类，人从出生到幼儿期可以划分为以下几个阶段：从出生到出生后 28 天的时期为新生儿期；从出生后 1 个月至 3 岁的时期为婴幼儿期。狭义的学龄前儿童指的是幼儿园阶段 3~6 岁准备进入小学的阶段。

2. 学龄前儿童营养健康教育　根据学龄前儿童身心发展的特点，提高学龄前儿童的营养健康认识，改善学龄前儿童的营养观念，培养学龄前儿童的健康的饮食行为，是保持和促进学龄前儿童营养健康的系统的教育活动。它的关键是使学龄前儿童形成健康的饮食行为。

二、学龄前儿童生理、心理、行为特征

1. 学龄前儿童的生理特征

（1）身高、体重稳步增长 与婴幼儿相比，学龄前儿童的体格发育速度相对减慢，但仍保持稳步增长，这一时期每年体重增长约 2kg，每年身高增长 5~7cm。

（2）神经系统发育逐渐完善 3 岁时神经系统的发育已基本完成，但脑细胞体积的增大和神经纤维的髓鞘化仍在继续。神经冲动的传导速度明显快于婴幼儿期。

（3）咀嚼及消化能力仍有限 尽管 3 岁时乳牙已出齐，6 岁时恒牙已萌出，但这一时期的咀嚼及消化能力仍有限，远低于成人，尤其是对固体食物需要较长时间适应。因此，这一时期还不能给予成人膳食，以免造成消化功能的紊乱。

2. 学龄前儿童的心理特征 在学龄前儿童的成长过程中，他们的心理特征会经历显著的变化，尤其是在入学前后，不同年龄段的儿童展现出各自独特的心理特点。因此，在进行营养健康教育时，应考虑这些心理发展的特点，有针对性地指导和教育孩子。

（1）3~4 岁 刚进入幼儿园，生活领域扩大，为了使幼儿快速融入集体生活，最重要的是促进师生之间建立情感；幼儿的思维方式以直觉为主，依赖于动作和视觉进行思维；幼儿的行为往往受到情绪的影响，情绪状态容易波动；幼儿具有强烈的模仿欲望，喜欢模仿周围人的行为。

（2）4~5 岁 已经适应幼儿园的日常生活，并且随着身心各方面的发展，表现出了更加活跃和充满活力的特点；儿童的思维变得更加具体和形象化，开始理解并接受分配的任务，开始尝试自己组织和参与游戏活动。

（3）5~6 岁 展现出了强烈的学习欲望、好奇心和探索今生；思维方式仍旧以具体和形象为主，但已经开始出现抽象思维的初步迹象；开始学会使用一些基本的认知方法来获取和处理信息；个性初步形成，开始形成自己的见解和偏好；对人、对己、对事物的态度和行为方式开始趋于稳定，初步形成了比较稳定的心理特征。

3. 学龄前儿童的行为特征 学龄前儿童在成长过程中，他们的行为模式逐渐展现出一定的科学性和规律性，特别是在日常生活习惯方面，如已经形成稳定的饮食和作息的行为模式。儿童的外在行为与其内在动机相协调，能够主动地展示出健康的行为；儿童个体展现出较强的周围环境适应能力；儿童个体或团体的行为不仅有益于自身的健康，也能对他人的健康产生积极影响。由于学龄前儿童在认知水平、行为技能和行动自觉性方面的限制，他们采取有益于健康的行为很大程度上依赖于成人的指导、监督和协助，因此，成人的教育和支持对于培养儿童形成健康的饮食行为至关重要。

三、学龄前儿童营养健康教育内容

1. 学龄前儿童的营养需求 中国营养学会推荐的学龄前儿童每日能量需要男童高于女童。学龄前儿童蛋白质的推荐摄入量（RNI）为 20~25g/d，其中动物性蛋白质应占到一半。学龄前儿童脂肪提供的能量由婴幼儿时期的 35%~40% 减少到 20%~30%。碳水化合物是学龄前儿童能量的主要来源，其供能比为 50%~65%，且以淀粉类食物为主，避免糖和甜食的过多摄入。

学龄前儿童的骨骼生长需要充足的钙。中国营养学会建议 4~6 岁儿童钙、铁、锌和碘的 RNI 分别为 600mg/d、10mg/d、5.5mg/d 和 90μg/d。维生素 A 的 RNI，男童为 390μgRAE/d，女童为 380μgRAE/d。尽管维生素 D 缺乏导致的佝偻病常见于 3 岁以下的婴幼儿，但学龄前儿童骨骼生长需要维生素 D，以促

进钙的吸收，学龄前儿童钙缺乏还是常见的，学龄前儿童维生素 D 的 RNI 为 $10\mu g/d$。维生素 B_1 的 RNI 是 $0.9mg/d$，维生素 B_2 的 RNI，男童是 $0.9mg/d$，女童是 $0.8mg/d$。烟酸的 RNI，男童是 $7mgNE/d$，女童是 $7mgNE/d$。

2. 学龄前儿童的营养原则　《中国居民膳食指南》（2022 版）中关于学龄前儿童的膳食指南在一般人群膳食指南基础上特别推荐了以下 5 条。

（1）食物多样，规律就餐，自主进食，培养健康饮食行为　2～5 岁儿童是健康饮食行为培养关键期，所以在指南中强调应该注重儿童健康饮食习惯的培养，合理膳食及餐次安排。培养专注进食和自主进食。避免挑食、偏食及过量进食。

（2）每天饮奶，足量饮食，合理选择零食　培养饮奶习惯。我国当前儿童钙摄入量普遍偏低，建议每天饮奶量在 350～500mL 或者相当量的奶制品。首选白开水、控制含糖饮料。学龄前儿童每日饮水量：2～3 岁儿童 600～700mL，4～5 岁儿童 700～800mL，不宜在进餐前大量饮水，以免影响正餐。合理选择零食，尽可能与加餐相结合，零食量不宜多，不影响正餐食欲。多选营养素密度高的食物如奶类、水果、蛋类和坚果等作为零食，不宜选择高盐、高脂、高糖食品及含糖饮料。

（3）合理烹调，少调料少油炸　从小培养儿童淡口味有助于形成终身的健康饮食行为，烹调儿童膳食时应控制盐和糖的用量，不加味精、鸡精及辛辣料等调味品，保持食物的原汁原味，让儿童品尝和接纳食物的自然味道。建议多采用蒸、煮、炖，少用煎、炒的方式加工烹调食物，有利于儿童食物消化吸收，控制能量摄入过多以及淡口味的培养。

（4）参与食物选择与制作，增进对食物的认知与喜爱　鼓励儿童多体验和认识各种食物的天然味道、质地，了解食物的特性，增进对食物的认知和喜爱，鼓励儿童参与家庭食物选择和制作过程，吸引孩子们对各种食物产生兴趣，让儿童享受烹饪的乐趣并从中获得成就感，树立爱惜食物的意识。

（5）经常户外活动，定期体格测量，保障健康生长　积极规律的身体活动、较少的久坐及视屏时间和充足的睡眠，有利于学龄前儿童的生长发育和预防超重肥胖、慢性病及近视。应鼓励学龄前儿童经常参加户外活动，每天至少 120 分钟，家庭、托幼机构和社区为儿童创建积极身体活动的支持环境。减少久坐行为和视屏时间，每次久坐时间不超过 1 小时，每天累计视屏时间不超过 1 小时且越少越好。保证儿童充足睡眠，推荐每天总睡眠时间 10～13 小时，其中包括 1～2 小时午睡时间。应定期监测儿童身高、体重等体格指标，及时发现和纠正儿童营养健康。

四、学龄前儿童营养健康教育目标与目标人群

1. 目标　促进幼儿健康成长是幼儿教育的根本目的，也是幼儿营养健康教育的终极目标。

2. 目标人群

（1）一级目标人群　学龄前儿童及其家长。

（2）二级目标人群　幼儿教师、保育员、幼儿园园长等学龄前教育管理人员。

（3）三级目标人群　社区和相关机构人员。

五、学龄前儿童营养健康教育形式

1. 家庭营养教育　家长通过日常饮食行为示范，教育孩子认识食物和营养。家庭提供平衡膳食，鼓励孩子参与食物选择和制作。

2. 将营养健康教育融入课程　教师可以借助教育学龄前儿童的课程，充分结合幼儿园的教育情境，

为学龄前儿童选择合适的学习内容，通过与学龄前儿童生活密切相关的儿歌、故事的教学，借助绘本、影视、动画等手段，构建营养健康教育一体化课程体系，并通过感官体验、角色扮演、艺术创作等方式展开主题式教学。

3. 社区和团体活动 社区组织营养健康讲座和亲子活动，增进家长和孩子的营养知识。利用社区资源，如健康中心，提供营养咨询服务。

4. 专业机构指导 专业营养师和妇幼保健机构提供专业指导和建议。定期对儿童进行身高、体重等体格发育监测，根据监测结果调整饮食和生活习惯，预防营养问题。发布营养报告，引导家长和学校关注儿童营养问题。

任务二　妊娠期妇女营养健康教育

⇒ 案例讨论

　　案例　某社区卫生服务中心针对辖区内的妊娠期妇女开展了一项营养健康教育项目。该项目旨在通过专业的营养指导，改善妊娠期妇女的营养状况，促进母婴健康。项目内容包括对妊娠期妇女进行个性化的营养评估、提供营养咨询、制订饮食计划以及定期的营养知识讲座。此外，还通过发放营养手册和在线营养课程，为妊娠期妇女提供全面的孕期营养支持。

　　讨论　1. 孕产妇的营养健康教育有何意义？

　　　　　　2. 如何进行孕产妇的营养健康教育方案的设计、实施与评价？

一、基本概念

1. 妊娠期　主要有妊娠前（妊娠之前），产前［包括妊娠早期（妊娠 12 周内）、妊娠中期（妊娠第 13 ~ 27 周）、妊娠晚期（妊娠 28 周）、待产期（妊娠第 37 ~ 42 周）］。

2. 妊娠期妇女营养教育　医疗健康专业人员（如营养师、医生）利用营养健康教育的理论、策略和方法，对孕产妇或其家属进行有计划、有目的的教育，促使他们树立营养健康意识，获得营养和健康的知识、技能和行为建议，促成良好的饮食行为及生活习惯养成，以确保母亲和婴儿的健康。

二、妊娠期妇女生理、心理、行为特征

1. 妊娠期妇女的生理特征

（1）血液系统

1）血容量　妊娠第 6 ~ 8 周时，妊娠期妇女血容量开始增加，至妊娠第 32 ~ 34 周时达顶峰，血容量比妊娠前增加 35% ~ 40%，并一直维持至分娩。血容量的增加包括血浆容积和红细胞数量的增加，血浆容积的增加大于红细胞数量的增加。与非妊娠期妇女相比，血浆容积增加为 45% ~ 50%，红细胞数量增加为 15% ~ 20%，使血液相对稀释，容易导致生理性贫血。

2）血浆总蛋白　由于血液稀释，妊娠早期血浆总蛋白就开始下降，至妊娠晚期由约 70g/L 降至 60g/L，主要是因为白蛋白水平从 40g/L 降至 25g/L 所致。

（2）肾脏　妊娠期间，为了排出母体和胎儿代谢所产生的含氮或其他废物，导致肾脏负担加重。肾小球滤过率增加约 50%，肾血浆流量增加约 75%。尿中的蛋白质代谢产物尿素、尿酸、肌酸和肌酐

等排泄增多。由于肾小球滤过率的增加，而肾小管的吸收能力又不能相应增高，可导致部分妊娠期妇女尿中的葡萄糖、氨基酸、水溶性维生素的排出量增加，例如尿中叶酸排出量增加一倍，葡萄糖排出量可增加 10 倍以上，所以在餐后 15 分钟可出现尿糖值增加。

（3）消化系统　妊娠期妇女受高水平雌激素的影响，牙龈肥厚，易患牙龈炎和牙龈出血。孕酮分泌增加可引起胃肠平滑肌张力下降，贲门括约肌松弛，消化液分泌量减少，胃排空时间延长，肠蠕动减弱等，易出现恶心、呕吐、反酸、消化不良、便秘等妊娠反应。此外，由于胆囊排空时间延长，胆道平滑肌松弛，胆汁变黏稠、淤积，易诱发胆结石。消化系统功能的上述改变，延长了食物在肠道内停留时间，使一些营养素如钙、铁、叶酸和维生素 B_{12} 等的吸收都有所增加。

（4）体重　妊娠期母体的体重发生明显变化，平均增重约 12kg。妊娠期体重增长包括两部分：①妊娠的产物，如胎儿、羊水和胎盘；②母体组织的增长，如血液和细胞外液的增加，子宫和乳腺的增大以及为泌乳而储备的脂肪和其他营养物质。妊娠前体重以及妊娠期体重增长是母婴健康的一项关键指标。妊娠前 BMI 越高，妊娠并发症及不良妊娠结局发生率越高，妊娠前肥胖可能增加子代先天畸形的风险，且与子代成年后肥胖及代谢综合征相关。妊娠前消瘦会使胎儿生长受限，低出生体重儿或早产儿的风险增加；低出生体重儿与成年期的心血管疾病、糖尿病等慢性病有关；所以，备孕妇女需调整体重至适宜水平，避免肥胖或消瘦。

2. 妊娠期妇女的心理特征　妊娠期妇女的心理特征会随着孕期的不同阶段而变化，在孕早期，妊娠期妇女可能会体验到矛盾的心理状态，既感到高兴又忧虑。她们可能会因为妊娠反应，如恶心、呕吐、食欲不振和失眠而感到疲惫和抑郁。此外，她们可能会担心妊娠失败、恐惧分娩的痛苦以及忧虑胎儿的健康，这种心理状态有时被称为"早孕抑郁"。在妊娠中期，随着妊娠的继续进展，妊娠期妇女的情绪可能会有所改善。早期的不适症状逐渐消失，食欲和睡眠恢复正常。胎动的出现可能会给妊娠期妇女带来极大的安慰，减少对妊娠失败的恐惧，增加幸福和自豪的感觉。在妊娠晚期，妊娠期妇女可能会重新感到压抑和焦虑。随着身体出现更大的不适，她们可能会开始担心分娩和胎儿的健康。她们的精力往往都投注到胎儿身上，随着预产期的临近，她们可能会迫不及待地盼望孩子早点出生以解除负担。

3. 妊娠期妇女的行为特征　妊娠期妇女的营养状况、营养知识、健康行为之间有密切联系，通过提高妊娠期妇女的营养知识、行为水平，能够有效改善妊娠期妇女的健康状况。通过营养健康教育，促进其营养知识的掌握和健康行为的形成，将妊娠期营养知识融入日常生活自我管理当中，不仅可以有效节约医疗资源，同时也可降低妊娠期妇女对家庭及社会的压力。

三、妊娠期妇女营养健康教育内容

1. 妊娠期妇女的营养需求

（1）能量　在整个正常妊娠期间需要额外增加 334.7MJ 的能量。孕前期（1~3 个月）由于胎儿处于发育初期，母亲生理变化尚不明显，体质量变化不大，故此时妊娠期妇女对能量的基本需求与非孕时相近，可不增加能量；孕中期（4~6 个月）开始母体能量需求量增加，增加量为每日 0.84MJ；孕后期（7~9 个月）妊娠期妇女体重增加较快，但由于此时妊娠期妇女活动量减少，能量消耗较低，亦不宜过分增加体重，故仍以每日增加 0.84MJ 为宜。每个个体具体能量增加，应按照中期及其以后的体重合理增长为依据，合理增长每周 0.22~0.45kg。

（2）蛋白质　是促进胎儿大脑、肌肉等组织器官形成的重要物质，我国推荐妊娠期妇女膳食中蛋白质供给量为 80~90g/d，占总热能的 15%。补充蛋白质应以动物性食品和大豆等优质蛋白为宜，主要来源于鱼、蛋、鸡、鸭、虾、肉、奶制品、大豆类及其制品。

（3）脂类　包括动物脂肪和植物油，为人体提供热能和必需脂肪酸，应占总热能的20%。孕期脂类的摄入应以植物油为主，但不排斥动物脂肪，二者以（3～4）：1搭配较合理。

（4）葡萄糖为胎儿代谢所必需，多用于胎儿呼吸，五碳糖可被用来合成核酸，为胎盘蛋白质合成所需。故妊娠期妇女要避免饥饿，每日至少要进食150～200g碳水化合物，供热比一般为62%左右。妊娠期妇女易患便秘，故应摄入适量的膳食纤维，多吃些蔬菜和水果。

（5）矿物质与微量元素　孕期钙、铁等矿物质及锌、碘等微量元素的需要量均增加，尤其是锌对妊娠期妇女更为重要。

1）钙　受胎儿生长发育和妊娠期妇女自身贮存的需求，我国膳食营养参考摄入量建议每日钙的摄入量妊娠期妇女为800mg，并多摄取富含维生素D的食物，以协助钙的吸收。富含钙及维生素D的食物有牛奶、牡蛎、虾米虾皮、海带、鱼肝、蛋黄、芝麻酱、豆制品、莲子、荠菜、花椰菜、香菇等；而韭菜、菠菜、洋葱等含草酸高的食品会影响钙的吸收，应尽量少吃。

2）铁　我国推荐的孕中期供给量为25mg/d，孕晚期供给量为29mg/d。由于妊娠时血容量增加及胎儿需要，而且我国膳食普遍是以植物性食物为主，单纯的日常膳食很难满足孕期对铁的需求，妊娠期妇女缺铁最为严重，因此孕期需口服硫酸亚铁，并进食富含铁的食物，如动物肝脏、肉类及血液、鱼类、蛋、芝麻、黑木耳、豆制品、莲藕、紫菜等。其中动物性食物类铁的吸收率可达20%以上，是补充铁的理想食品，平时选择含草酸低、维生素C高的新鲜蔬菜，有助于铁的吸收。

3）锌　与胎儿先天发育密切相关，妊娠期妇女缺锌可致胎儿宫内发育迟缓、免疫功能差，甚至可致胎儿发生中枢神经系统畸形、大脑发育受阻。我国推荐妊娠期妇女摄锌量为10.5mg/d，海产品、动物肝脏、肉、鱼、蛋、豆类和坚果类为含锌量高的食物。

4）碘　是甲状腺素的主要组成成分，甲状腺有调节能量代谢和促进蛋白质生物合成的作用，有助于胎儿生长发育。妊娠期妇女严重缺碘时，会使后代发生克汀病。妊娠期妇女应经常摄入一定量的海产品，如海带、紫菜等，由于我国现已普及食用碘盐，一般情况下不易缺乏。我国膳食营养参考摄入量建议每日碘的摄入量妊娠期妇女为230μg。

（6）维生素

1）维生素A　是防止夜盲症、维持机体抵抗力、促进胎儿正常生长发育的重要物质，我国推荐的孕中期供给量为25mg/d、孕晚期供给量为29mg/d。妊娠期妇女缺乏维生素A可致胎儿早产、死产、产后感染机会增加。一般妊娠期妇女多食富含维生素A前体胡萝卜素的菠菜、胡萝卜、红心甜薯、芒果、杏仁及富含天然维生素A的肝、蛋黄、奶类、鱼肝油，即能满足每日的需要，不需刻意补充，摄入过量或盲目补充可有中毒的危险。

2）维生素D　我国推荐的妊娠期妇女供给量为10μg/d，孕期缺乏维生素D可致妊娠期妇女骨质软化、骨盆畸形，胎儿先天性佝偻病。妊娠期妇女进食维生素D含量较多的蛋、牛奶、鱼油、鱼肝油、海鱼、动物肝脏等，并经常接受适当的日光照射，是补充维生素D简单实用的方法。

3）维生素E　妇女缺乏可引起不孕、流产、早产、新生儿缺陷或低体质量儿。我国推荐妊娠期妇女供给量为14mg/d。富含维生素E的天然食物有蔬菜、坚果、各种油料种子及植物油、牛奶、鸡蛋和肉类等。

4）维生素B_1　妊娠期妇女缺乏维生素B_1时母体可能没有明显的临床表现，但胎儿出生后却可能出现先天性脚气病，主要发生在单纯食用精白米的地区。维生素B_1有助于减轻妊娠恶心。我国膳食营养素参考摄入量推荐妊娠期妇女维生素B_1每日的摄入量为1.4mg。

5）维生素B_2　动物实验在妊娠第13天出现维生素B_2缺乏，对软骨的形成有干扰，结果造成骨骼畸形，如长骨缩短、肋骨融合等。妊娠期妇女维生素 B_2 的每日摄入量，我国建议孕早期为 1.2mg/d，孕中期为 1.3mg/d，孕晚期为 1.4mg/d。

6）维生素 B_6　我国推荐妊娠期妇女供给量是 2.2mg/d，妊娠期妇女缺乏易发生孕吐、妊娠高血压综合征、糖耐量降低，婴儿易发作抽搐。肉类、动物肝脏、葵花籽、花生、核桃、黄豆、香蕉、新鲜蔬菜及谷类食物中维生素 B_6 含量较多。

7）叶酸　妊娠期妇女在妊娠最初 3 个月缺乏叶酸，可致胎儿神经管畸形、唇裂或腭裂等缺陷，妊娠期妇女发生严重贫血、流产的机会便大大增加。妊娠所需叶酸较非孕时高 6～8 倍，妇女至少在计划妊娠前 3 个月到最初 3 个月应口服叶酸 5mg/d，并多食用新鲜深色蔬菜、苹果、柑橘、橙汁、坚果、豆类、酵母、动物肝肾、肉类等富含叶酸的食物。

8）维生素 C　可以增强对疾病的抵抗力，辅助治疗过敏性、中毒性、传染性疾病。妊娠期妇女维生素 C 摄入量低容易导致胎膜早期破裂和增加死胎率。妊娠期妇女维生素 C 的每日摄入量，我国建议孕早期为 100mg，妊娠中晚期为 115mg。

（7）膳食纤维　能促进肠蠕动，排除身体有害物质，保持大便通畅，预防便秘、痔疮及肠癌，降低高血压、心脑血管疾病及糖尿病。妊娠期妇女受雌激素及增大子宫影响，肠蠕动减慢，更需要补充膳食纤维，而有些妊娠期妇女误以为食物越精细越好、营养价值越高，往往忽略粗杂食物，导致纤维素缺乏，容易引起便秘和痔疮。富含纤维素的食物有糙米、玉米、小米、麦粉和薯类、豆类、竹笋、海藻及各种新鲜蔬菜水果。

2. 妊娠期妇女的营养原则　妊娠期膳食应随着妊娠期妇女的生理变化和胎体生长发育的状况而进行合理调配。中国营养学会根据育龄妇女和妊娠期妇女中存在的营养健康问题，在一般人群膳食指南的基础上增加 6 条核心推荐：①调整孕前体重至正常范围，保证孕期体重适宜增长；②常吃含铁丰富的食物，选用碘盐，合理补充叶酸和维生素 D；③孕吐严重者，可少量多餐，保证摄入含必需量碳水化合物的食物；④妊娠中晚期适量增加奶、鱼、禽、蛋、瘦肉的摄入；⑤经常户外活动，禁烟酒，保持健康生活方式；⑥愉快孕育新生命，积极准备母乳喂养。

（1）妊娠早期的合理膳食　妊娠早期的营养需要与孕前没有太大差别。但由于处于胚胎组织的分化增殖和主要器官系统的形成阶段，胎儿对环境因素（包括营养因素）在内的影响极为敏感，营养不当就会导致胎儿营养缺乏而发生胎儿畸形如心脏畸形、无脑儿或脊柱裂等。另外，此时大多数妊娠期妇女会发生恶心、呕吐、食欲下降等妊娠反应，使妊娠期妇女的饮食习惯发生改变，并影响营养素的摄入。

妊娠早期应尤其注意以下几点：①选择清淡、易消化、增食欲的食物，不偏食；②少食多餐，保证正常的进食量；③早孕反应在晨起和饭后最为明显，可在起床前吃些水分少的、含碳水化合物丰富的食物。多数妊娠期妇女在午后恶心、呕吐的现象消退。建议每日服用适量叶酸和维生素 B_2 等，以预防神经管畸形的发生。

（2）妊娠中、晚期的合理膳食　妊娠中、晚期是胎儿生长发育及大脑发育迅速的阶段，母体自身也开始储存脂肪、蛋白质等，同时缺钙、缺铁等现象亦增多。在妊娠第 4 个月起，妊娠反应开始消失或减轻，食欲好转，必须增加能量和各种营养素摄入，要做到全面多样，荤素搭配，如牛奶、鸡蛋、动物肝脏、瘦肉、鱼虾类、豆制品、新鲜蔬菜水果等，保证胎儿的正常生长。

妊娠过程中由于消化功能下降，抵抗力减弱，易发生腹泻或便秘，因此应尽量食用新鲜和易消化的食物。为防止妊娠期妇女便秘，可多选用含膳食纤维丰富的蔬菜、水果及薯类。妊娠晚期若出现水肿，应限食含钠盐多的食物。

四、妊娠期妇女营养健康教育目标与目标人群

1. 目标　促进妊娠期妇女及胎儿的健康成长，提高妊娠期妇女的营养知识水平，培养妊娠期妇女健康的生活方式，预防和减少孕期并发症，为顺利分娩和产后恢复做好准备。

2. 目标人群

（1）一级目标人群　妊娠期妇女。

（2）二级目标人群　妊娠期妇女的配偶、父母等。

（3）三级目标人群　产科医生、营养师、护士等医疗保健专业人员。

五、妊娠期妇女营养健康教育形式

1. 专业机构指导　利用产检等机会，医生为妊娠期妇女提供专业的营养指导和建议。通过妊娠期妇女学校或课程，系统地教授孕期营养知识。专业营养师和妇幼保健机构提供专业指导和建议。定期对妊娠期妇女进行体格发育监测，如体重、血压等，根据监测结果调整饮食和生活习惯。

2. 社区和团体活动　社区组织孕期营养健康讲座和妊娠期妇女亲子活动，增进妊娠期妇女及其家庭的营养知识。利用社区资源，如健康中心，提供孕期营养咨询服务。

3. 图文宣传　制作和分发包含孕期营养健康教育的小册子、折页、报刊、图书、专栏、板报等。

4. 多媒体宣传　利用视频、动画、在线研讨会等形式，提供互动性强的孕期营养健康教育。

任务三　老年人营养健康教育

⇒ **案例讨论** -

　　案例　某社区针对辖区内的老年人群体开展了一项营养健康教育项目。项目发现，许多老年人由于缺乏对疾病正确认识，加之子女长期不在身边，他们面临着自我认同和生活意义的迷茫，缺少社会参与感和归属感，在情感上容易感到孤独和失落。社区通过组织一系列活动，旨在帮助老年人正确认识疾病，了解学习疾病预防和健康管理知识，提升老年人健康管理和预防能力，让他们以健康的生活方式享受老年生活。

　　讨论　1. 老年人的营养健康教育有何意义？

　　　　　　2. 老年人的营养健康教育的内容和方式有哪些？

- -

一、基本概念

1. 老年人　随着人年龄的增长，都要经过出生、发育、成长、衰老 4 个阶段。WHO 对老年人的划分提出了标准：60~74 岁的人群称为年轻的老年人，75 岁以上的才称为老年人，90 岁以上的人群称为长寿老人。

2. 老年人营养健康教育　老年人营养健康教育就是从微观和宏观两方面对老年人营养健康问题进行有目的、有计划、有组织的教育活动，有助于延缓衰老进程，促进健康和预防慢性退行性疾病，提高年人的生活质量。

二、老年人生理、心理、行为特征

1. 老年人的生理特征

（1）基础代谢率（BMR）下降　基础代谢率随年龄的增长而降低，从 20～90 岁每增加 10 岁，BMR 下降 2%～3%。75 岁时 BMR 较 30 岁下降 26%。40 岁以后的能量供给每增加 10 岁下降 5%。因此，老年人的能量供给应适当减少。

（2）脂质代谢能力降低　易出现血甘油三酯、总胆固醇和低密度脂蛋白胆固醇（LDL－C）升高，高密度脂蛋白胆固醇（HDL－C）下降的现象。

（3）消化系统功能减退　老年人消化器官功能随着衰老而逐渐减退，如由于牙齿的脱落而影响对食物的咀嚼；由于味蕾、舌乳头和神经末梢的改变而使味觉和嗅觉功能减退；胃酸和胃蛋白酶分泌减少使矿物质、维生素和蛋白质的生物利用率下降；胃肠蠕动减慢，胃排空时间延长，容易引起食物在胃内发酵，导致胃肠胀气。胆汁分泌减少，对脂肪的消化能力下降。此外，肝脏功能下降也会影响消化和吸收功能。

（4）体成分改变　随着年龄的增长，体内脂肪组织逐渐增加，而瘦体重逐渐减少；此外，脂肪在体内储存部位的分布也有所改变，有一种向心性分布的趋势，即由肢体逐渐转向躯干。体成分改变的具体表现如下。

1）细胞数量减少　肌肉组织的重量减少而出现肌肉萎缩。

2）体水分减少　主要为细胞内减少。

3）骨矿物质减少、骨质疏松　尤其是女性更加明显，40～50 岁骨质疏松发生率为 15%～30%，60 岁以上可达 60%。

（5）代谢功能降低　老年人代谢功能随着年龄的增长而降低，而且合成代谢降低，分解代谢增高，合成与分解代谢失去平衡，引起细胞功能下降。另外，随着年龄增高胰岛素分泌能力减弱，组织对胰岛素的敏感性下降，可导致葡萄糖耐量下降。

（6）体内氧化损伤加重　人体组织的氧化反应可产生自由基。自由基对细胞的损害主要表现为对细胞膜的损害，尤其损伤亚细胞器如线粒体、微粒体及溶酶体的膜。

（7）免疫功能下降　老年人胸腺萎缩、重量减轻，T 淋巴细胞数目明显减少，因此免疫功能下降，容易患各种疾病。

2. 老年人的心理特征　老年人由于生理功能的衰退，体力、精力也相应下降，工作退居二线，社会关系也随之发生重大的变化。曾经是家庭的顶梁柱，现在却远离原来的社会工作关系，从以前的抚养孩子到现在或许要靠子女的供养，心理落差严重。在这期间有的老年人能很快调整心理，快乐生活；有的老年人因发生丧偶、失独、疾病、子女不孝、生活困难等，变得对事情更敏感、急躁、抑郁，更容易受到负面情绪影响，难以适应退休生活。老年人比较普遍的心理特征表现如下。

（1）性格改变　离群感和孤独感，自尊心受挫与自卑感，衰老感与死亡感。个性改变的老人，常出现情绪不稳定、情感脆弱、爱唠叨、消极、抑郁、悲伤、孤独、疑虑和恐惧等负性情绪，生活和社交圈子变小，过分关注健康，对自己不熟悉的领域感到畏惧和担忧等。

（2）接受新知识的能力下降　当今社会知识和信息革命迅猛，日常用品信息化特征明显。老人在信息化的用品前手足无措，在生活体验中产生了挫败感，于是产生焦躁、无助等情绪。

（3）社会支持减少　包括亲属、朋友、同事以及家庭、单位和社团组织等给予的精神上和物质上的慰藉、关怀、尊重和帮助减少，使其产生失落、抑郁等情绪。良好的社会支持环境是老年人所渴求的，是增进老年人身心健康的一个重要方面，直接关系到老年人的整个健康水平。

3. 老年人的行为特征 老年人日常行为特征往往与其自身的身体状况、生活环境、经济条件、兴趣爱好和文化背景等相关，也很大程度上受其心理和生理条件的影响。

（1）就医行为 基于老年人生理、心理变化，环境及社会经济影响，老人就医态度往往走两个极端，有的积极或者迟钝，有的过分依赖医疗或不从，有的只相信名医或全面接受健康知识和就医指导。

（2）起居行为 生活自理型老年人起居活动的内容及活动空间都比较丰富，多数老年人非常愿意参加室外活动，如跳广场舞、参加社区活动等，只有很少部分的老年人喜欢在家中或者室内活动中心活动。半自理或失能型老年人起居活动则相对单调，活动空间也比较狭窄。

（3）购物行为 老年人在消费中具有较为谨慎、成熟和理性的消费特征，追求实用便捷。其购物行为一般具有实用性、习惯性、廉价性的特点。但随着老年人的认知能力和思维能力的逐渐减弱，往往会产生从众性的消费心理和非理性的消费行为。

三、老年人营养健康教育内容

1. 老年人的营养需求

（1）能量 老年人对能量的需要降低，应维持在正常稳定水平，不应从过度苛求死亡风险的角度考虑，老年人能量的摄入主要以体重来衡量。老年人的体重过高或过低都会影响健康。从降低营养不良风险和死亡风险的角度考虑，老年人的 BMI 应不低于 20 为宜。

（2）蛋白质 老年人容易出现负氮平衡增加肝脏和肾脏的负担。因此，建议老年人优质蛋白质应占总蛋白质摄入量的 50%。且由于老年人肝脏和肾脏功能降低，摄入过多蛋白质可增加肝、肾负担，因此，建议老年人膳食蛋白质的 RNI 男女分别为 65g/d 和 55g/d，

（3）脂肪 由于老年人胆汁分泌减少和酯酶活性降低而对脂肪的消化功能下降，因此，脂肪的摄入不宜过多，脂肪供能占膳食总能量的 20% ~ 30% 为宜。其中要求亚油酸达到总能量的 4%，α - 亚麻酸达到总能量的 0.6%。

（4）碳水化合物 老年人的糖耐量降低，血糖的调节作用减弱，容易发生血糖增高。过多的糖在体内还可转变为脂肪，引起肥胖、高脂血症等疾病。建议碳水化合物提供的能量占总能量 50% ~ 65% 为宜。而且老年人应降低单糖、双糖和甜食的摄入量，增加膳食中膳食纤维的摄入。

（5）矿物质

1）钙 老年人的钙吸收率低，一般 <20%；对钙的利用和储存能力低，容易发生钙摄入不足或缺乏而导致骨质疏松症。中国营养学会推荐老年人膳食钙的 RNI 为 1000mg/d，UL 为 2000mg/d。

2）铁 老年人对铁的吸收利用率下降且造血功能减退，血红蛋白含量减少，易出现缺铁性贫血。老年人铁的 RNI 男女均为 12m/d，UL 为 42m/d。铁摄入过多对老年人的健康也会带来不利的影响。

3）钠 老年人钠盐摄入每天 <5g 为宜，高血压、冠心病患者应适度限盐，减少烹调用盐及酱油等钠含量高的调味品。此外，微量元素硒、锌、铜和铬在每天膳食中必须有一定的供给量以满足机体的需要。

（6）维生素 老年人对维生素的利用率下降，户外活动减少使皮肤合成维生素 D 的功能下降，加之肝脏和肾脏功能衰退导致活性维生素 D 生成减少。同时，老年人也容易出现维生素 A、叶酸及维生素 B_{12} 等缺乏。维生素 D 的补充有利于防止老年人的骨质疏松症；维生素 E 是一种天然的脂溶性抗氧化剂，有延缓衰老的作用。维生素 B_2 在膳食中最易缺乏。维生素 B_6 和维生素 C 在保护血管壁的完整性，改善脂质代谢和预防动脉粥样硬化方面有良好的作用。叶酸和维生素 B_{12} 能促进红细胞的生成，预防贫血。

叶酸有利于胃肠黏膜正常生长和预防消化道肿瘤。叶酸、维生素 B_6 及维生素 B_{12} 能降低血中同型半胱氨酸水平，有防治动脉粥样硬化的作用。

2. 老年人的营养原则 中国营养学会发布了《中国老年人膳食指南（2022）》，在一般成年人平衡膳食的基础上，为一般老年人（65～79 岁）和高龄老年人（80 岁及以上）的膳食搭配做了核心推荐。

（1）《一般老年人膳食指南（2022）》核心推荐

1）食物品种丰富，动物性食物充足，常吃大豆制品 品种多样化，主食粗细搭配，努力做到餐餐有蔬菜，尽可能选择不同种类的水果；动物性食物摄入要够量，每天平均摄入 120～150g，其中鱼 40～50g，畜禽肉 40～50g，蛋类 40～50g，畜肉多吃瘦肉；每日饮用 300～400mL 牛奶；保证摄入充足的大豆类制品。

2）鼓励共同进餐，保持良好食欲，享受食物美味 调整心态，家人、亲友鼓励老年人一同挑选、制作、品尝、评论食物，建造长者食堂、老年人餐桌，促进身心健康；鼓励参加群体活动，适度增加身体活动，采取不同烹调方式，增加食物风味，以提升食欲，享受食物美味。

3）积极进行户外活动，延缓肌肉衰减，保持适宜体重 合理营养是延缓老年人肌肉衰减的主要途径；主动参加身体活动，积极进行户外运动，减少久坐等静态时间；根据身体状况和兴趣爱好选择合适运动强度、频率和时间，可选择多种身体活动的方式，注意多选择动作缓慢柔和的运动；减少日常生活中坐着和躺着的时间；保持适宜体重，保持 BMI 20～26.9kg/m²。

4）定期健康体检，测评营养状况，预防营养缺乏 参加规范体检，做好健康管理，每年可参加1～2 次健康体检，监测身体状况，及时调整生活方式，改善健康状况；选择正规渠道积极学习健康知识，提高自己的辨识能力；及时测评营养状况，记录饮食情况，纠正不健康饮食行为。

（2）《高龄老年人膳食指南（2022）》核心推荐

1）食物多样，鼓励多种方式进食 鼓励老年人和家人共同进餐，感受亲人关怀，力所能及参与食物制作；为空巢老人和独居老人营造集体进餐的良好氛围，鼓励积极参与社会交往；不能进食的老年人，加强陪护，帮助进食；保证餐食温度；保证充足食物摄入，早餐宜有 1 个鸡蛋、1 杯奶、1～2 种主食，中餐和晚餐宜各有 1～2 种主食、1～2 个荤菜、1～2 种蔬菜、1 种豆制品；各种畜禽肉、鱼虾肉要换着吃。

2）选择质地细软，能量和营养密度高的食物 选择适当加工方法，使食物细软易消化，适应老年人咀嚼和吞咽能力。

3）多吃鱼禽肉蛋和奶豆，适量蔬菜配水果 每天摄入足量的鱼禽肉蛋类食物，水产品 40～50g，畜禽肉 40～50g，蛋类 40～50g；每日饮用 300～400mL 牛奶；保证摄入充足的大豆类制品；尽量做到餐餐有蔬菜，天天吃水果。

4）关注体重丢失、定期营养筛查评估，预防营养不良 监测体重，保持 BMI 20～26.9kg/m²。

5）适时合理补充营养，提高生活质量 日常膳食不能满足老年人营养需求时，可以选择强化食品，或在医生、营养师指导下选择适宜的营养素补充剂；关注吞咽障碍老年人，选用或制作方便食用的食物。

6）坚持健身与益智活动，促进身心健康 建议每周活动时间不少于 150 分钟，活动量和时间缓慢增加，选择身体力行的活动，注意安全；少坐多动，动则有益，坐立优于卧床、行走优于静坐；卧床老年人以抗阻活动为主，防止和减少肌肉萎缩；坚持脑力活动，如阅读、下棋、玩游戏等，延缓认知功能衰退。

四、老年人营养健康教育目标与目标人群

1. 目标 促进老年人的身体健康和生活质量，提高老年人的营养知识水平，培养老年人健康的生活方式，预防和减少与营养相关的老年疾病。

2. 目标人群

（1）一级目标人群 老年人自身。

（2）二级目标人群 子女、配偶或其他家庭成员。

（3）三级目标人群 医生、营养师、护士、康复师等。

五、老年人营养健康教育形式

1. 专业机构指导 利用体检或定期健康咨询的机会，医生或营养师为老年人提供专业的营养指导和建议。通过老年大学或社区教育中心，系统地教授老年人营养和健康知识。

2. 社区和团体活动 社区组织老年人营养健康讲座、健康促进活动和老年人兴趣小组，增进老年人及其家庭的营养知识。利用社区资源，如健康中心或老年人活动中心，提供营养咨询服务。

3. 图文宣传 制作和分发易于理解的老年人营养健康手册、小册子、海报等印刷材料。

4. 多媒体宣传 利用电视、广播、互联网等多媒体平台，制作适合老年人的视听教材。

任务四　慢性非传染性疾病人群营养健康教育

⇨ **案例讨论** -

案例 某社区卫生服务中心针对辖区内的肥胖居民进行了一项营养健康教育项目。项目目的是通过专业的营养指导，帮助肥胖居民改善饮食习惯，控制体重，预防和控制与肥胖相关的慢性疾病。项目内容包括对居民进行个性化的营养评估、提供营养咨询、制订饮食计划以及定期组织营养知识讲座。此外，还通过发放营养手册和在线营养课程，为肥胖居民提供全面的营养健康支持。

讨论 1. 肥胖人群属于哪些高危人群？

2. 如何通过营养健康教育让高危人群知晓自己具有哪些危险因素，并在日常生活中有针对性地控制这些因素？

- -

一、慢性病患者营养健康教育概述

慢性非传染性疾病简称为慢性病，是目前全世界首要死因，在年度死亡总人数中的占比已经超过60%。慢性非传染性疾病导致每年有3600多万人失去生命。80%的非传染性疾病死亡发生在低收入和中等收入国家，慢性病已成为影响全球和我国经济社会发展的重大公共卫生问题，而且发病年龄日趋年轻化，超重、肥胖、高血压等发病率持续上升。人群流行病学研究已阐明饮食在预防和控制慢性非传染性疾病的发病和引起的早死方面所起的作用，并证实了饮食中的某些特有成分能够增加个体产生某些疾病的可能性，而适当的干预则能够降低其风险。介于慢性病患者的特殊性，营养健康教育方法的选择以及教育内容的侧重点和其他人群也有很大不同。

（一）慢性病患者的生理、心理特征

1. 慢性病患者的生理特征　慢性病患者通常面临长期的治疗过程，病情好转缓慢，且容易出现反复。这种长期的疾病状态不仅对患者的身心造成影响，还可能引发一系列继发症状和健康问题。尽管患者所患的慢性病种类各异，但是有以下相同的继发症状和健康问题，这是慢性病患者们的重要生理特点。

（1）肌肉紧张和疼痛　慢性病患者常感到全身乏力、肌肉紧张和疼痛，尤其是在肩胛部、颈部、腰部和背部。如果得不到及时有效的治疗，可能会发展成慢性颈椎病、腰痛或背痛等。

（2）胸闷和气短　由于肌肉紧张和疼痛，特别是影响呼吸道的肌肉和血管，可能导致呼吸循环功能下降，出现胸闷和气短的症状，成为慢性病患者常见的生理反应之一。

（3）睡眠质量差　慢性肌肉紧张和疼痛直接影响睡眠质量，导致睡眠不佳或失眠，这在慢性病患者中非常普遍。

（4）疲劳　由于长期的肌肉紧张、胸闷、气短以及睡眠质量差，疲劳成为慢性病患者的常见症状和必然结果。

（5）症状共存和恶性循环　上述问题在多数慢性病患者中同时存在，并且相互加剧，形成恶性循环，导致病情进一步恶化。这需要有效的干预措施来打破这一循环。

2. 慢性病患者的心理特征

（1）初始反应　患者在接受慢性疾病诊断时，通常会出现震惊、否认和不知所措的情绪。这是个体面对重大变故时的正常心理防御机制。随着时间的推移和适当的引导，大多数患者能够逐渐接受现实，但部分患者可能需要较长时间来适应。

（2）悲观与抑郁　在接受了患病事实后，患者可能会感到悲观失落，甚至出现心境抑郁的症状。表现为忧心忡忡、沉默寡言、悲观失望等。特别是对于正处于人生关键阶段的年轻人，如面临入学、就业或婚恋问题时，慢性疾病的诊断可能会让他们感到自卑和抑郁，对未来失去希望，对治疗持消极态度。

（3）情绪波动　在慢性病的治疗和管理过程中，尤其是在病情不稳定或恶化时，患者可能会出现情绪不稳定，表现为易怒、紧张和焦虑。这些情绪波动可能会影响患者的日常生活和睡眠质量。

（4）角色转变　慢性病患者可能会经历角色的两极化变化。一方面，有些患者可能会逐渐减少或放弃原有的社会角色，转而完全接受"患者"的角色，这可能导致他们放弃治疗或不顾病情从事超出能力范围的活动；另一方面，也有患者可能会过度依赖"患者"角色，表现出消极被动的态度，过分依赖家人和专业人员的照顾。

（二）慢性病患者营养健康教育的基本内容

1. 知晓慢性病的特点　慢性疾病，如高血压、糖尿病，起病缓慢（几年或者多年，危险因素长期损害的结果），病因通常不明确，被认为是遗传、生活方式、社会压力等多种因素相互作用的产物。没有特异性的诊断方法，通常需要通过排除其他可能性来诊断。慢性疾病往往难以完全治愈，需要通过生活方式、心理和药物等多种措施进行长期管理，慢性病管理的目的是消除危险因素，控制症状、预防或延缓疾病紧张。慢性疾病往往伴随患者终生，病情可能会有波动，时好时坏。

2. 明确慢性疾病患者的角色和任务　与急性病治疗不同，慢性病患者需要承担更多的自我管理责任。医护人员根据患者的具体需求，提供专业的指导和建议，帮助患者制订个性化的管理方案。除非病情急性恶化或者发作，多数时间患者在家中实施治疗性保健任务。

3. 熟悉患者自我管理任务　患者需要遵循医嘱，按时服药，保持合理的饮食习惯，进行适量的运动，戒烟戒酒，并定期进行医生随访，以确保疾病得到有效控制。患者应合理安排个人生活，包括家务、工作和社交活动，以减少疾病对日常生活的影响，维持正常的社会功能。患者需要学会妥善处理因疾病引起的情绪变化，如愤怒、沮丧、焦虑和抑郁等，通过积极的心理调适，保持情绪稳定和心理健康。

4. 学习慢性疾病自我管理技能　为了更好地进行自我管理，患者需要在医生或健康专业人员的指导下，系统地学习慢性病的相关知识和自我管理技能。患者应学会利用各种外部资源，如营养健康教育资料、社区支持等，必要时寻求专业人员的帮助。通过学习切实掌握慢性病管理的基本知识、技能和方法。

二、肥胖人群营养健康教育

（一）肥胖症概述

肥胖是指体内脂肪堆积过多和（或）分布异常并达到危害健康的程度，是一种由多因素引起的慢性代谢性疾病。肥胖是引起诸多慢性非传染性疾病发生的危险因素，肥胖的人发生心脑血管疾病、肿瘤、糖尿病的风险增加。按发生原因，肥胖可分为三类：①遗传性肥胖：主要指遗传物质变异（如染色体缺失、单基因突变）导致的一种极度肥胖，这种肥胖极为罕见，常有家族性肥胖倾向。②继发性肥胖：主要指由内分泌或代谢性疾病所引起的，是某些特殊疾病如甲状腺功能减退症、下丘脑－垂体炎症、皮质醇增多症、肿瘤等发病的临床表现之一。③单纯性肥胖：主要指单纯由于营养过剩所造成的全身性脂肪过量积累，使体重超常的病症，是一种由基因和环境因素相互作用导致的复杂性疾病。

1. 肥胖的诊断　目前已建立的判定肥胖的标准和方法主要可分为三大类：人体测量法、物理测量法和化学测量法。

（1）人体测量法　包括身高、体重、胸围、腰围、臀围、肢体的围度和皮褶厚度等参数的测量。根据人体测量数据可以有许多不同的肥胖判定标准和方法，常用的有身高标准体重法、体质指数（BMI）、腰围和腰臀比三种方法。

1）身高标准体重法　WHO推荐的传统上常用的衡量肥胖的方法，计算公式为：肥胖度（%）＝〔实际体重（kg）－身高标准体重（kg）〕/身高标准体重（kg）×100%。判断标准：肥胖度（%）≥10%为超重；20%～29%为轻度肥胖；30%～49%为中度肥胖；≥50%为重度肥胖。

2）体质指数（BMI）法　体质指数（BMI）是目前评价人体营养状况最常用的方法之一。体质指数（BMI）＝体重（kg）/〔身高（m）〕^{2}。WHO建议，BMI＜18.5为消瘦，18.5～24.9为正常，25～29.9为超重，30～34.9为肥胖，≥35为重度肥胖及以上。亚洲标准为BMI＜18.5为消瘦，18.5～22.9为正常，23～24.9为超重，25～29.9为肥胖，≥30为重度肥胖及以上。中国标准为BMI＜18.5为消瘦，18.5～23.9为正常，24～27.9为超重，28～29.9为肥胖，≥30为重度肥胖及以上。身高标准体重法和BMI法评价肥胖存在一定缺陷，如果肌肉组织和（或）骨骼特别发达者，也可能超过理想体重或肥胖评价标准，这种情况需要结合腰围和臀围比进行评价是否肥胖。

3）腰围和腰臀比　肥胖者体内脂肪分布部位不同，对健康的影响有着明显的不同。上身性肥胖或中心性肥胖（以腹部或内脏脂肪增多为主），患心血管疾病和糖尿病的危险性增加，同时死亡率也明显增加；而下身性肥胖（以臀部和大腿脂肪增多为主）患上述疾病的危险性相对较低。因此，对于肥胖本身，身体脂肪分布类型是影响肥胖者患病率和死亡率更重要的危险因素。关于腹部脂肪分布的测定指标，WHO建议采用腰围和腰臀比，并且规定腰围男性≥102cm，女性≥88cm作为上身性肥胖的标准；腰臀比男性≥0.9，女性≥0.8作为上身性肥胖的标准。我国提出腰围男性≥85cm，女性≥80cm作为上身性肥胖的标准。

（2）物理测量法　根据物理学原理测量人体成分，从而推算体脂的含量。这些方法包括全身电传导、生物电阻抗、双能 X 射线吸收、计算机控制的断层扫描和磁共振扫描，能够比较准确地测量体脂在体内和皮下的分布。

（3）化学测量法　依据中性脂肪不结合水和电解质，因此机体的组织成分可以无脂的成分为基础来计算。若人体去脂体质（FFM）或称为瘦体质的组成恒定，通过分析其中一种组分（如水、钾或钠）的量就可以估计 FFM 的多少，然后用体重减去 FFM 的重量就是体脂量。化学测定方法包括稀释法、40K 计数法、尿肌酐测定法。

2. 肥胖的危害

（1）肥胖对成年人健康的危害　肥胖不仅导致机体代谢发生障碍，而且影响多个器官的功能，增加了许多慢性病的发病风险。

1）代谢并发症　肥胖可导致脂类及糖代谢紊乱，包括游离脂肪酸的升高以及胰岛素敏感性的降低。肥胖会引起体内氧化应激和低度慢性炎症的发生，导致一些激素代谢失调和脂肪组织分泌的细胞因子（如脂肪因子）出现异常。因此，肥胖者易患高脂血症、胰岛素抵抗和糖尿病、痛风及高尿酸血症。

2）心血管疾病　肥胖是很多心脑血管疾病重要的独立危险因素，肥胖会增加罹患高血压、冠心病、充血性心力衰竭、脑卒中以及静脉血栓的风险，肥胖者心脑血管疾病患病率和死亡率均显著增加。

3）呼吸系统疾病　肥胖者胸壁和腹部脂肪组织堆积，使膈肌运动受限和胸腔顺应性下降，损伤肺部的通气功能，最严重的肺部问题是阻塞性睡眠呼吸暂停和肥胖性低通气量综合征，其原因可能与咽部脂肪增多有关。此外，肥胖还会增加哮喘的发病率及严重程度，并导致难治性哮喘以及降低哮喘治疗的反应性。

4）生殖系统疾病　肥胖会导致生殖系统调节机制的改变。肥胖会导致男性体内雌激素浓度增加，通过负反馈出现促性腺激素减退，加上体内氧化应激，会影响睾丸功能和性功能，甚至导致男性不育症。肥胖会导致女性月经失调、不育症、女性多毛症以及多囊卵巢综合征等，增加妊娠期妇女妊娠糖尿病、子痫和先兆子痫的风险，引发流产、难产、巨大胎儿、新生儿窘迫综合征和胎畸等问题。

（2）肥胖对儿童健康的危害　肥胖不仅影响儿童的身体形态和功能，也会影响他们的心理状态。另外，儿童肥胖还会向成年期延续，包括肥胖体型的延续、与肥胖相关的行为和生活方式的延续及其健康危害的延续。

1）对心血管系统的影响　肥胖儿童全血黏度增高，血总胆固醇、低密度脂蛋白胆固醇载脂蛋白等浓度显著增加；肥胖儿童的左室射血时间和心搏出量高于正常体重儿童；肥胖儿童血压明显增高；部分肥胖儿童出现心电图 ST 段抬高和室性期前收缩，左心功能不全和动脉顺应性改变。这些变化表明儿童肥胖是心血管疾病的潜在危险因素。

2）对呼吸系统的影响　肥胖儿童的肺活量和每分通气量明显低于正常体重儿童，极限运动时肥胖儿童的最大耐受时间、最大摄氧量及代谢当量明显低于正常体重儿童。

3）对内分泌系统与免疫系统的影响　肥胖儿童的生长激素和泌乳激素大都处于正常的低值；三碘甲腺原氨酸升高，四碘甲腺原氨酸大都正常；在性激素方面，肥胖男孩血清睾酮降低而血清雌二醇增加，可出现男性青春期乳房发育；肥胖女孩雌激素代谢亢进，可发生高雌激素血症。肥胖儿童存在胰岛素增多现象，常伴有糖代谢障碍，肥胖程度越严重，发生糖尿病的风险越高。另外，肥胖儿童免疫功能有明显紊乱，细胞免疫功能低下最为突出。

4）对生长发育的影响　肥胖儿童出现骨龄和拇指内侧籽骨萌出率升高，肥胖女孩第二性征发育早于正常儿童。

5）对心理行为的不良影响 肥胖儿童对外界的感知、注意和观察能力下降，学习能力降低，反应速度、阅读量、大脑工作能力指数等下降。肥胖儿童的自我意识受损、自我评价低、不合群、焦虑、自卑，幸福和满足感差。

（二）肥胖症的预防策略

1. 一级预防 通过健康教育，营造健康的生活和社会环境，健康饮食习惯和规律的体力活动等，预防超重和肥胖的发生。

2. 二级预防 针对已经发生超重和肥胖的患者，进行肥胖诊断、分类和并发症评估；并给予强化生活方式及行为干预治疗，必要时药物治疗，预防体重进一步增加和肥胖相关的并发症的发生，并定期进行随访。

3. 三级预防 评估各种代谢指标是否达标，评估并发疾病的控制状态，预防并发症/合并症的发生和进展。

（三）肥胖症营养健康教育的目的和内容

1. 目的 改变日常生活中的致肥胖环境，提高公众对于健康饮食和积极活动的认识及能力，从而控制肥胖相关疾病的患病风险，有效降低肥胖造成的各种经济和社会负担。

2. 内容

（1）营养干预 是生活方式干预的核心。营养干预的核心原则是基于能量的精准评估，使患者的能量代谢负平衡。建议依据代谢率实际检测结果，分别给予超重和肥胖个体85%和80%平衡能量的摄入标准，以达到能量负平衡，同时能满足能量摄入高于人体基础代谢率的基本需求。另外，推荐每日能量摄入平均降低30%~50%或降低500kcal，或每日能量摄入限制在1000~1500kcal的限制饮食能量。保持每日摄入蛋白质20%~25%、脂肪供能比为20%~30%、碳水化合物供能比为45%~60%。个性化管理方案中，多种膳食干预方法对体重控制均有效果，包括限能量平衡膳食、高蛋白膳食、间歇式断食膳食、营养代餐、低碳水化合物膳食等（表7-1）。

表7-1 常见体重控制膳食方法及其特点

膳食名称	定义	特点
限能量膳食（calorierestriet diet，CRD）	在目标能量摄入基础上每日减少能量摄入500~1000kcal（男性为1200~1400kcal/d，女性为1000~1200kcal/d），或较推荐摄入量减少1/3总能量，其中，碳水化合物占每日总能量的55%~60%，脂肪占每日总能量的25%~30%	可有效减轻体重，改善代谢，容易长期坚持；适用于所有年龄段及不同程度超重及肥胖人群；提高大豆蛋白摄入比例和增加乳制品摄入量的CRD可显著降低体脂含量；极低能量的CRD应同时补充复合维生素与微量元素
高蛋白膳食（high protein diet，HPD）	每日蛋白质摄入量超过每日总能量的20%或1.5/（kg·d），但一般不超过每日总能量的30%或>2.0/（kg·d）的膳食模式	可减轻饥饿感，增加饱腹感和静息能量消耗，减轻体重，利于多种心血管疾病危险因素的控制；使用时间不宜超过半年；不适用于妊娠期妇女、儿童、青少年和老年人，以及肾功能异常者
低/极低碳水化合物饮食（low carbohydrate diets，LCDs/very low carbohydrate diets，VLCDs）	膳食中碳水化合物供能比≤40%，脂肪供能比>30%，蛋白质摄入量相对增加，限制或不限制总能量摄入的一类饮食。VLCDs以膳食中碳水化合物供能比≤20%为目标。生酮饮食是VLCDs的极特殊类型	短期LCDs干预的减重效果显著，有益于控制体重、改善代谢，易出现营养代谢问题，需适量补充微量营养素；需在营养师或医生指导和监护下使用，长期LCDs的安全性和有效性仍需进一步研究；不推荐儿童、青少年及老年人以减重为目的执行长期LCDs；生酮饮食需在临床营养师指导下进行，并需密切关注血酮体、肝肾功能、体成分、血脂水平变化

续表

膳食名称	定义	特点
间歇性能量限制（intermittent energy restriction，IER）	按照一定规律在规定时期内禁食或给予有限能量摄入的饮食模式。目前常用的 IER 方式包括：隔日禁食法（每 24 小时轮流禁食）、4∶3 或 5∶2IER（在连续/非连续日每周禁食 2～3 天）等；在 IER 的禁食期，能量供给通常在正常需求的 0～25%	有益于体重控制和代谢改善，对于非糖尿病的超重/肥胖者，IER 可改善其胰岛素抵抗水平，提高胰岛素敏感性； 易出现营养代谢紊乱，需适量补充微量营养素； 不适于妊娠期妇女、儿童和青少年减肥； 不适合长期使用
低血糖指数饮食	以低血糖食物为主的膳食结构。一般认为，某食物的血糖指数 <55 为低血糖指数食物	可使胃肠道容受性舒张，增加饱腹感，利于降低总能量摄入，减轻体重； 可降低餐后血糖峰值，减少血糖波动，改善胰岛素抵抗
营养代餐	以多维营养素粉或能量棒等非正常的餐饮形式代替一餐的膳食	作为限能量平衡膳食的一餐，可有效减低体重和体脂； 是营养素补充和减少能量的一种方式，但非可持续饮食方式，长期使用的安全性仍待进一步研究； 糖尿病患者短期应用代餐食品可减轻体重，改善血糖，减少心血管事件的危险因素
终止高血压饮食（dietary approaches to stop hypertension，DASH）	从美国大型高血压防治计划发展而来的膳食模式，强调增加蔬菜、水果、低脂（或脱脂）奶、全谷类食物摄入，减少红肉、油脂、精制糖及含糖饮料摄入，进食适量的坚果、豆类	可降低超重/肥胖者的体重、BMI 和体脂含量
地中海饮食	以植物性食物为主，包括全谷类、豆类、蔬菜、水果、坚果等；鱼、家禽、蛋、乳制品适量，红肉及其产品少量；食用油主要是橄榄油；适量饮红葡萄酒。脂肪供能比为 25%～35%，其中饱和脂肪酸摄入量低（7%～8%），不饱和脂肪酸摄入量较高	可降低超重/肥胖者、糖尿病和代谢综合征患者及产后女性的体重

（2）运动干预　针对不同年龄人群，应采取不同的运动方法。推荐超重或肥胖患者根据自身健康状况和运动能力，在专业医师的指导下制订运动计划，根据个性化原则和循序渐进原则，采用有氧运动结合抗阻运动为主，还可以通过变换运动方式或采用高强度间歇运动，在保障安全的前提下，提高运动收益。常见不同人群运动量建议见表 7–2。

表 7–2　对于不同超重/肥胖人群运动量的建议

人群[a]	有氧运动	抗阻训练
儿童青少年	每周进行中高强度、全身性有氧运动至少 150 分钟，每天运动 30～60 分钟，每周运动 4～7 天	3～4 次/周，隔天进行
成年人	每周进行中等强度有氧运动至少 150 分钟，最好每天运动 30～90 分钟，每周运动 3～7 天，总共达到 200～300 分/周	2～3 次/周，隔天进行
老年人	每周进行适当中低强度有氧运动至少 150 分钟，每周 3～5 天	2 次/周，隔天进行，加强平衡锻炼
孕产妇	每天进行中低强度有氧运动 15～30 分钟，每周运动 3～5 天，以步行、游泳、水中运动为主	2 次/周，隔天进行

注：[a] 无运动禁忌证者。

（3）认知和行为干预　目的在于改变患者对肥胖和体重控制的观点和认识，建立信念，采取有效减轻并维持健康体重的行为措施。认知行为干预需在专业人士的指导下，可采取饮食日记、营养教育 APP 或小程序等自我管理方式，逐步学会识别食物的特性、选择健康的食物、进行科学的饮食搭配、强化认知技巧、控制进餐过程等。

🔗 **知识链接**

儿童青少年肥胖防控的"52110"日常行动建议

5：每天吃 5 个成年人拳头大小的蔬菜和水果。

2：每天使用电脑玩游戏、看电视、玩手机等静态活动时间（不包括上课时间）不超过 2 小时。

1：每天进行 1 小时以上中、高强度身体活动。

1：每天吃肉不超过 1 份（1 个普通成年人手掌心大小）。

0：不喝含糖饮料。

三、糖尿病人群营养健康教育

（一）糖尿病概述

糖尿病是一组以慢性血葡萄糖（简称血糖）水平增高为特征的代谢性疾病。是由于机体胰岛素分泌缺陷和（或）胰岛素作用缺陷所引起。根据不同病因，糖尿病可分为：①1 型糖尿病，因胰岛 B 细胞破坏，导致胰岛素分泌绝对缺乏所致；②2 型糖尿病，由以胰岛素抵抗为主伴胰岛素分泌不足转为以胰岛素分泌不足为主伴胰岛素抵抗；③妊娠期糖尿病，一般在妊娠后发生，大部分患者分娩后血糖可恢复正常；④其他类型糖尿病，某些内分泌病、胰腺疾病、感染、药物及化学制剂引起。

1. 糖尿病的诊断 应依据静脉血浆血糖而不是毛细血管血糖测定结果诊断糖尿病。目前国际通用的糖尿病诊断标准和糖代谢状态分类是 WHO 于 1999 年制订的标准（表 7-3、表 7-4）。空腹血浆葡萄糖、75g 口服葡萄糖耐量试验（OGTT）后的 2 小时血浆葡萄糖值或糖化血红蛋白（HbA1c）可单独用于流行病学调查或人群筛查。如 OGTT 的目的仅在于明确糖代谢状态时，仅需检测空腹和糖负荷后 2 小时血糖。我国的流行病学资料显示，仅查空腹血糖，糖尿病的漏诊率较高，理想的调查是同时检测空腹血糖、OGTT 后的 2 小时血糖及 HbA1c。OGTT 其他时间点血糖不作为诊断标准。建议血糖水平已达到糖调节受损的人群，应行 OGTT 检查，以提高糖尿病的诊断率。

表 7-3 糖尿病诊断标准

诊断标准	静脉血浆葡萄糖或 HbA1c 水平
典型糖尿病症状（烦渴多饮、多尿、多食、不明原因的体重下降）加上随机血糖	≥11.1mmol/L
或加上空腹血糖	≥7.0mmol/L
或加上 OGTT 2 小时血糖	≥11.1mmol/L
或加上 HbA1c	≥6.5%
无糖尿病典型症状者，需改日复查确认	

注：随机血糖指不考虑上次用餐时间，一天中任意时间的血糖，不能用来诊断空腹血糖受损或糖耐量减低；空腹状态指至少 8 小时没有进食热量。

表 7-4 糖代谢状态分类

糖代谢状态	静脉血浆葡萄糖（mmol/L）	
	空腹血糖	糖负荷后 2 小时血糖
正常血糖	<6.1	<7.8
空腹血糖受损	≥6.1，<7.0	<7.8

续表

糖代谢状态	静脉血浆葡萄糖（mmol/L）	
	空腹血糖	糖负荷后2小时血糖
糖耐量减低	<7.0	≥7.8，<11.1
糖尿病	≥7.0	≥11.1

注：空腹血糖受损和糖耐量减低统称为糖调节受损，也称糖尿病前期；空腹血糖正常参考范围下限通常为3.9mmol/L。

2. 糖尿病的临床症状

（1）1型糖尿病　年龄通常小于30岁；"三多一少"症状明显；常以酮症或酮症酸中毒起病；非肥胖体型；空腹或餐后的血清C肽浓度明显降低；出现胰岛自身免疫标记物，如谷氨酸脱羧酶抗体（GADA）、胰岛细胞抗体（ICA）、胰岛细胞抗原2抗体（IA-2A）、锌转运体8抗体（ZnT8A）等。

（2）2型糖尿病　多在40岁之后发病，占糖尿病患者90%以上。2型糖尿病患者体内产生胰岛素的能力并非完全丧失，有的患者体内胰岛素甚至产生过多，但胰岛素的作用效果较差，因此患者体内的胰岛素相对缺乏，可以通过某些口服药物刺激体内胰岛素的分泌。但到后期仍有一些患者需要使用胰岛素治疗。患者常有家族史；可发生于任何年龄，成人多见；多数起病隐匿，症状相对较轻，仅有轻度乏力、口渴症状，半数以上无任何症状；有些患者因慢性并发症、伴发症状或在体检时才发现。

（3）特殊类型糖尿病

1）线粒体DNA突变糖尿病　线粒体基因突变糖尿病是最为多见的单基因突变糖尿病，占中国成人糖尿病的0.6%。绝大多数线粒体基因突变糖尿病是由线粒体亮氨酸转运RNA基因［tRNALeu（UUR）］3243位的A→G（A3243G）突变所致。常见的临床表现为母系遗传、糖尿病和耳聋。

2）青少年的成人型糖尿病　是一种以常染色体显性遗传方式在家系内传递的早发但临床表现类似2型糖尿病的疾病。目前通用的青少年的成人型糖尿病诊断标准有以下3点：家系内至少三代直系亲属均有糖尿病患者，且其传递符合常染色体显性遗传规律；家系内至少有1个糖尿病患者的诊断年龄在25岁或以前；糖尿病确诊后至少在2年内不需使用胰岛素控制血糖。

（4）妊娠期糖尿病　妊娠期间发生的不同程度的糖代谢异常，但血糖未达到显性糖尿病的水平，占妊娠期糖尿病的80%～90%。通常是在妊娠中、末期出现，一般只有轻度无症状性血糖增高。妊娠期糖尿病妇女分娩后血糖一般可恢复正常，但未来发生2型糖尿病的风险显著增加，故妊娠期糖尿病患者应在产后4～12周筛查糖尿病，并长期追踪观察。

> 🔗 **知识链接**
>
> **中医对糖尿病的认识及分型**
>
> 糖尿病常见辨证分型及临床表现如下。
>
> **1. 阴虚热盛证**　表现为烦渴多饮，咽干舌燥，多食善饥，溲赤便秘，舌红少津苔黄，脉滑数或弦数。
>
> **2. 气阴两虚证**　表现为倦怠乏力、心慌气短、盗汗、自汗，口干舌燥，多饮多尿，五心烦热，大便秘结，腰酸膝软，舌淡或舌红暗，舌边有齿痕，苔薄白少津，或少苔，脉细弱。
>
> **3. 阴阳两虚证**　表现为乏力自汗，形寒肢冷，腰酸膝软，耳轮焦干，多饮多尿，或浮肿少尿，或五更泻，阳痿早泄，舌淡苔白，脉沉细无力。

3. 糖尿病的影响因素　比较复杂，主要有以下6个方面的因素。

（1）遗传因素　糖尿病具有家族遗传易感性。研究指出，25%～50%患者有糖尿病家族史，有家族史者糖尿病发病率比无糖尿病家族史者高30～40倍；双亲患糖尿病者子代患病率为28%～50%，孪生子女中，双双患病者的比例高达91%～100%。

（2）肥胖　体重管理对预防糖尿病至关重要。研究显示，保持BMI在24kg/m^{2}以下，77%的糖尿病新发女性病例和64%新发男性病例是可以预防的。

（3）体力活动缺乏　规律的体力活动能够减少胰岛素抵抗。

（4）生理因素　糖尿病的发病率随年龄增长而上升，大多数糖尿病患者的发病年龄在50～70岁。

（5）社会环境因素　不良生活方式，如吸烟、过量饮酒，快节奏的生活、高竞争的压力等也成为糖尿病发生发展的危险因素。

（6）营养因素　不合理的饮食习惯，特别是高热量的"西方化"饮食，可能导致体内脂肪过度积累。因而需要更多的胰岛素来调节细胞对糖的吸收，再加上此类人群机体胰岛素促进糖分解代谢功能下降，由此出现血糖异常升高或发展为糖尿病。

4. 糖尿病的危害

（1）急性并发症

1）糖尿病酮症酸中毒　糖尿病最常见的急性并发症，常见于1型糖尿病患者，但也可在2型糖尿病患者中发生，尤其是在代谢控制不佳、感染、严重应激或胰岛素治疗中断等情况。

2）高血糖高渗综合征　以严重高血糖、无明显酮症酸中毒、血浆渗透压显著升高、脱水和意识障碍为特征。多见于老年2型糖尿病患者。

3）乳酸性酸中毒　主要是由于体内无氧酵解的糖代谢产物乳酸大量堆积导致高乳酸血症，进一步出现体液pH降低。这种情况在糖尿病患者中发生率不高，但病死率很高。

4）低血糖　糖尿病患者可能因为多种原因（如空腹饮酒、过度限制碳水化合物、进餐不规律、大量运动前未加餐、全身相关疾病、胰岛素和促泌剂等降糖药物过量等）出现低血糖症状，包括震颤、心悸、焦虑、面色苍白、出汗、饥饿和感觉异常，以及认知损害、行为改变、精神运动异常、癫痫发作和昏迷。

（2）慢性并发症

1）心脑血管疾病　糖尿病患者发生心力衰竭和（或）心功能受损的风险增加，长期高血糖还会导致各种心脏功能损害，包括心律失常和心源性猝死。可增加脑血管病变的风险，导致脑卒中等严重后果。

2）微血管病变　主要表现为视网膜、肾、神经、心肌组织，其中以糖尿病肾病和视网膜病变最为严重。长期高血糖损伤肾脏微血管，导致糖尿病肾病，严重时可能发展为肾衰竭；高血糖对眼底微血管造成损害，导致视网膜病变、视力下降甚至失明。

3）神经病变　糖尿病神经病变主要影响周围神经，通常呈现对称性，并且下肢的症状比上肢更为严重，病情发展较为缓慢。患者最初可能会出现肢端（手脚末端）的感觉异常，分布如袜子或手套状，伴麻木、针刺、灼热或如踏棉垫感，有时伴痛觉过敏。单一外周神经损害较为罕见，主要影响脑神经，尤其是动眼神经和外展神经，有自发缓解趋向。

4）糖尿病足　糖尿病患者因周围神经病变和外周血管疾病，加上过高的机械压力，可引起足部软组织及骨关节系统的破坏与畸形，进而引发一系列足部问题，从轻度的神经症状到严重的溃疡、感染、血管疾病、Charcot关节病和神经病变性骨折均可发生。

（二）糖尿病的预防策略

1. 一级预防　纠正可控制的糖尿病危险因素，预防糖尿病的发生。在一般人群中宣传糖尿病防治知识，提倡健康的生活方式；在重点人群中开展糖尿病筛查，一旦发生糖耐量受损或空腹血糖受损，应进行干预。降低糖尿病的发病率。

2. 二级预防　及早检出并有效治疗糖尿病。对已诊断的糖尿病患者预防糖尿病并发症，主要是慢性并发症。包括并发症筛查及代谢控制。定期随访追踪。

3. 三级预防　延缓与防治糖尿病并发症。减少糖尿病的致残率和死亡率，改善糖尿病患者的生活质量。

（三）糖尿病营养健康教育的目标和内容

1. 目标　使糖尿病患者掌握控制疾病的知识和技巧；使患者改变其对待疾病消极或错误的态度，提高对糖尿病综合治疗的依从性；使患者成为糖尿病管理中最积极、最主动的参与者；尽量提高患者自我照顾能力。糖尿病教育的最终目标是使患者达到行为改变。

2. 内容

（1）**营养教育**　通过调整膳食总能量、膳食结构及能量餐次分配比例等营养干预方式，有利于血糖控制，维持理想体重并预防营养不良发生，是糖尿病及其并发症预防、治疗、自我管理以及教育的重要组成部分。

1）**制订总热量**　能量供给根据病情、血糖、尿糖、年龄、身高、体重、劳动强度、活动量大小、有无并发症确定。成人休息状态下每日每公斤理想体重给予热量 105 ~ 125.5kJ，轻体力劳动 125.5 ~ 146kJ，中度体力劳动 146 ~ 167kJ，重体力劳动 167kJ 以上，儿童、妊娠期妇女、乳母、营养不良和消瘦，以及伴有消耗性疾病者应酌情增加，肥胖者酌减。

2）**碳水化合物含量**　占总饮食热量的 50% ~ 60%，提倡用粗制米面和一定量杂粮，忌用葡萄糖、蔗糖、蜜糖及其制品。以主食计算，极轻体力劳动，包括卧床休息者每天主食在 200 ~ 250g，轻体力劳动者在 250 ~ 300g，中体力劳动者在 300 ~ 400g，个别重体力劳动者在 400 ~ 500g。

3）**蛋白质和脂肪比例**　饮食中蛋白质含量一般不超过总热量的 15%，成人每日每公斤理想体重 0.8 ~ 1.2g，儿童、妊娠期妇女、乳母、营养不良及伴有消耗性疾病者宜增至 1.5 ~ 2.0g，伴有糖尿病、肾病而肾功能正常者应限制在 0.8g，血尿素氮升高，应限制在 0.6g，蛋白质来源至少有 1/3 来自动物蛋白质，以保证必需氨基酸的供给。脂肪约占总热量 30%，其中饱和脂肪酸、多不饱和脂肪酸与单不饱和脂肪酸的比例应为 1∶1∶1，每日胆固醇摄入量宜在 300mg 以下。

4）**食物纤维**　有降低血糖和改善糖耐量的作用，糖尿病饮食中纤维增加，尿糖下降。但食物纤维不宜增加太多，其可影响矿物质和微量元素的吸收。

5）**合理分配**　按上述方法确立每日饮食总热量和碳水化合物、蛋白质、脂肪的组成后，将热量换算为食物重量，每克碳水化合物、蛋白质均产热 16.7kJ，每克脂肪产热 37.7kJ，将其换算为食品后制订食谱，按每日三餐 1/5，2/5，2/5 或 1/3，1/3，1/3；也可按四餐分为 1/7，2/7，2/7，2/7。

6）**限制酒和食盐摄入，不吸烟**　因为吸烟能导致及加重胰岛素抵抗，加速糖尿病大血管和微血管并发症的发生、发展。食盐量 5g。可少量饮酒。但应注意含糖量多少，不宜大量饮白酒，尤其是晚餐时，易发生低血糖。

（2）**运动教育**　适当的运动有助于恢复心理平衡，消除焦虑、振作精神、增强信心，提高工作效率和生活质量，增强体质提高胰岛素的敏感性，改善血脂代谢，调节体重，防止并发症的产生，运动后应有舒畅感且适当进食，避免出现低血糖，一般 2 型糖尿病早期通过严格的饮食控制和体育锻炼就能把血糖控制在正常范围内。

1）**运动时间**　一般应在饭后 1 小时后开始，每次 20 ~ 60 分钟，每次运动时，达到最大耗氧量

（50%～70%）的有氧运动应持续 20～45 分钟，时间过短不会起到理想效果，过长则容易损伤肌肉骨骼。

2）运动频率　要改善胰岛素敏感性和血糖控制，每周运动至少 3 次或隔日 1 次。如果降低体重为主要目的，则每周应运动 5 次以上。

3）运动强度　为使心血管系统最大受益，无严重糖尿病并发症和运动中血压波动不大者，一般运动时收缩压不要超过 180mmHg，运动强度达到最大氧耗量（VO_{2max}）的 50%～70%。<50% 的有氧运动如步行和跳舞对心血管也有益，应长期坚持。计算最大耗氧量的 50%－70%，即求出运动时应达到的最大心率：最大心率（ME50%）= 50%〔（220－患者年龄）－基础心率（晨起床前）〕+基础心率；或最大心率 50% =（60%～85%）（220－年龄）。此公式在实际中应灵活掌握。

4）运动方式　正式运动前需做 5～10 分钟低强度有氧运动。一次运动后应做至少 5～10 分钟的放松运动，以减少运动后低血压和其他心血管、骨骼系统并发症。

（3）用药教育　糖尿病是终身性疾病，药物治疗是重要手段之一，无论患者采用哪种降糖药物都会有相对不同的副作用和不良反应。增强患者药物治疗的基本知识，包括糖尿病治疗药物的类别、功效、毒副作用、使用注意。增强患者药物使用的技术，进行胰岛素治疗的患者，需掌握胰岛素注射技术及相应输注设备的使用。提高患者药物治疗的依从性，通过健康教育，改变患者对糖尿病药物治疗的错误认识及不良态度，让患者了解药物治疗，同时根据自身的经济现状，制订切实可行、具有可操作性的药物治疗方案。

（4）病情监测教育　定期去医院进行血糖、尿糖监测，全面了解用药水平和控制水平。也可采用便携式血糖仪进行血糖的自我检测，经常测血压，检查血脂，积极控制高血压和治疗高血脂，定期检查眼底、眼压、防止视网膜病变等视力严重损害。

四、高血压人群营养健康教育

（一）高血压概述

高血压是一种以体循环动脉收缩期和（或）舒张期血压持续升高为主要特点的心血管疾病。分为原发性（以血压升高为特征，原因不明的独立疾病，占高血压的 95% 以上）和继发性（血压升高系某些疾病的一部分表现）。原发性高血压病因复杂，已知的发病相关因素有：遗传、肥胖、胰岛素抵抗、某些营养素的过量或不足、过量饮酒、人口老龄化等。高血压是脑卒中、冠心病、功能衰竭、肾衰竭等的危险因素。高血压患病率随年龄增长而升高；女性在更年期前患病率略低于男性，但更年期后迅速升高，甚至高于男性；高纬度寒冷地区患病率高于低纬度温暖地区；食盐与饱和脂肪酸摄入越高，平均血压水平和患病率也越高。

1. 高血压的诊断与分级　主要根据体循环动脉收缩压和（或）舒张压的测量结果，当收缩压≥140mmHg 和（或）舒张压≥90mmHg，即可诊断为高血压。目前我国对高血压的诊断与分级采用 2010 年修订的《中国高血压防治指南》的标准，见表 7－5。

表 7－5　高血压诊断与分级

类别	收缩压/mmHg	舒张压/mmHg
正常	<120 和	<80
正常高值	120～139 和（或）	80～89
高血压	≥140 和（或）	≥90
1 级高血压	140～159 和（或）	90～99

续表

类别	收缩压/mmHg	舒张压/mmHg
2级高血压	160～179 和（或）	100～109
3级高血压	≥180 和（或）	≥110
单纯收缩期高血压	≥140 和	<90

🔗 知识链接

中医对糖尿病的认识及分型

高血压属于中医学的"眩晕""头痛"等范畴。临床主要表现为头晕、头胀、头痛，或头重脚轻，或如坐舟车，常伴耳鸣心悸，血压升高。中医认为高血压病的发生与五志过极、年老体迈、饮食不节等有关，其发病与五脏相关，但主要病位在心、肝、脾、肾，病性有实有虚，临床多以虚实夹杂为主。常见辨证分型及临床表现如下。

1. 肝火上炎证 以头晕胀痛、面红目赤、烦躁易怒为主症，兼见耳鸣如潮、胁痛口苦、便秘溲黄等症，舌红，苔黄，脉弦数。

2. 痰湿内阻证 以头重如裹为主症，兼见胸脘痞闷、纳呆恶心、呕吐痰涎、身重困倦、少食多寐等症，苔腻，脉滑。

3. 瘀血内阻证 以头痛如刺、痛有定处为主症，兼见胸闷心悸、手足麻木、夜间尤甚等症，舌质暗，脉弦涩。

4. 阴虚阳亢证 以眩晕、耳鸣、腰酸膝软、五心烦热为主症，兼见头重脚轻、口燥咽干、两目干涩等症，舌红，少苔，脉细数。

5. 肾精不足证 以心烦不寐、耳鸣腰酸为主症，兼见心悸健忘、失眠梦遗、口干口渴等症，舌红，脉细数。

6. 气血两虚证 以眩晕时作、短气乏力、口干心烦为主症，兼见面白、自汗或盗汗、心悸失眠、纳呆、腹胀便溏等症，舌淡，脉细。

7. 冲任失调证 妇女月经来潮或更年期前后出现头痛、头晕为主症，兼见心烦、失眠、胁痛、全身不适等症，血压波动，舌淡，脉弦细。

2. 高血压的影响因素 高血压是一种由遗传多基因与环境多危险因子交互作用而形成的慢性全身性疾病，一般认为遗传因素大约占40%。

（1）**遗传因素** 约有半数以上高血压患者有家族史。父母患有高血压病，其子女患高血压的概率比正常人高出2倍。

（2）**年龄** 高血压的发生和年龄有关，年龄越大，发病率越高。各地区人群高血压患病率及平均血压水平随年龄增长而增高。一般在35岁以后增长幅度较大。

（3）**职业与环境** 长期精神紧张是高血压患病的危险因素，精神紧张可激活交感神经从而使血压升高。注意力高度集中、过度紧张的脑力劳动、对视觉及听觉有高度刺激的工作环境，均可使血压升高。

（4）**膳食营养因素**

1）**超重和肥胖** 肥胖者罹患高血压的概率明显高于体重正常者，即使在BMI正常的人群中（BMI<24kg/m²），随着BMI的增加，血压水平也相应增加。高血压患者中60%以上有肥胖或超重。体脂含量与血压水平呈正相关，体脂的分布与高血压发生也有关，腹部脂肪聚集越多，血压水平就越高。腰围

男性 >90cm 或女性 >85cm，发生高血压的风险是腰围正常者的 4 倍以上。

2）高钠低钾膳食　人群高血压发病率与平均食盐摄入量呈正相关，高钠膳食可使血压升高，低钠膳食可降低血压。膳食钠盐摄入量每增加 2g/d，收缩压和舒张压分别增高 2.0mmHg 和 1.2mmHg。适宜摄入钾元素能防治高血压，尤其是高钠饮食引起的高血压。

3）脂类　高饱和脂肪酸和高胆固醇可引起动脉粥样硬化，会使血液流动阻力增加，从而促进高血压的发生和加剧；而多不饱和脂肪酸，特别是 n–3 多不饱和脂肪酸能促进胆固醇在体内的利用，降低血胆固醇，抑制血小板凝固，防止动脉粥样硬化，因此，此类膳食与高血压的发病率呈负相关。

4）酒精　少量饮酒具有扩张血管的作用，而大量饮酒反而会收缩血管。美国人群研究结果发现，每天饮用相当于含有 14～28g 酒精饮料的成年人患冠心病的风险更小，但在大量饮酒的人中发病率和死亡率比不饮酒的人高。每天摄入酒精 30g 以上者，血压随饮酒量的增加而显著增高。饮酒可在一定程度上降低血压，但其对心血管系统的保护作用和机制目前仍待进一步证实。因此，不建议任何人出于预防心脏病的考虑开始饮酒或频繁饮酒。

3. 高血压的危害　长期高血压，是多种心血管疾病的重要危险因素，影响重要器官如心、脑、肾等脏器功能，并最终导致这些器官功能衰竭。

（1）引发冠心病　长期的高血压可促进动脉粥样硬化形成和发展，冠状动脉粥样硬化会阻塞或使血管腔变窄，或因冠状动脉功能性改变而导致心肌缺血缺氧、坏死而引起冠心病。冠状动脉粥样硬化性心脏病是动脉粥样硬化导致器官病变的最常见类型。

（2）导致脑血管疾病　高血压主要和直接并发症就是脑血管病。血压越高，脑血管病的发生率也越高，包括脑出血、脑血栓、脑梗死、短暂性脑缺血发作等。脑卒中俗称中风，是急性脑血管病中最严重的一种。

（3）慢性肾功能衰竭　高血压对肾脏的损害是又一个严重的并发症。高血压与肾脏损害相互影响，形成恶性循环，高血压的中、后期，肾小动脉发生硬化，肾血流量减少，肾浓缩小便的能力降低，便会出现多尿、夜尿增多现象。而急骤发展的高血压可引起广泛的肾小动脉弥漫性病变，导致恶性肾小动脉硬化，从而迅速发展成为尿毒症。

（4）眼损害　长期的高血压会使视网膜小动脉痉挛，随着病程进展出现硬化，血压急骤升高可引起视网膜渗出和出血。

（二）高血压的预防策略

1. 一级预防　针对有高血压危险因素的患者进行相关预防，主要是改变日常不良的饮食习惯，尽量不要喝酒抽烟、少吃油腻、适当锻炼等。

2. 二级预防　对已经确诊高血压疾病的患者采取有效的措施预防病情加重或恶化。

3. 三级预防　对高血压靶器官损害的患者，通过专业治疗帮助患者控制病情的发展。

（三）高血压营养健康教育的目标和内容

1. 目标　改善公众生活方式，对可能造成高血压的风险因素进行控制；使高血压患者了解高血压的相关知识，增强自我保健意识，提高配合治疗的目的。并且能够做到合理膳食、适量运动及其他健康生活方式，以达到降低血压及减少高血压危险因素的目的。

2. 内容

（1）合理膳食

1）限制钠盐摄入量　高血压饮食疗法最主要的关键点是减盐。我国各地居民的钠盐摄入量均显著高于《中国居民膳食指南（2022）》每日应少于 5 克的推荐。控制食盐摄入量的主要措施包括：尽可能减少烹调用盐，建议使用可定量的盐勺子；减少味精、酱油等含钠盐的调味品用量；少食或不食含钠盐量较高的各类加工食品，如咸菜、火腿、香肠以及各类炒货；肾功能良好者，使用含钾的烹调用盐。

2）增加钾、钙、镁的摄入　高血压患者宜多进食含钾丰富的食物，含钾食物种类很多，其中水果蔬菜是最好的来源。提倡多摄入富含钙的食品，如奶和奶制品，以及富含镁的食品，如各种干豆、鲜豆、菇、桂圆、豆芽等。

3）减少膳食脂肪摄入量，增加优质蛋白质的摄入　脂肪摄入量控制在总能量的 25% 以下，保持良好的脂肪酸比例，减少饱和脂肪酸的摄入量，控制多不饱和脂肪酸与饱和脂肪酸的比值在 1~1.5。蛋白质占能量的 15% 以上，动物性蛋白质以禽类、鱼类、牛肉等为主，多食大豆蛋白。

4）高血压治疗膳食 DASH　是 1997 年美国国立卫生健康研究院所制订的，该膳食特点为富含水果、蔬菜，包括全谷类、家禽鱼类、坚果，其富含的营养素有：钾、镁、钙和蛋白质，而总脂肪、饱和脂肪酸、胆固醇含量较低，富含膳食纤维。中国心脏健康（Chinese heart – healthy，CHH）饮食是符合中国饮食文化特点的一种健康膳食模式，根据国人健康膳食的营养素摄入标准，由连续 2 周不重样的早、中、晚餐主副食食谱构成，该膳食模式将每日钠的摄入量从 6g 减少到 3g，同时减少摄入饱和脂肪酸，增加摄入蛋白质、优质碳水化合物、钾及膳食纤维。DASH 饮食、CHH 饮食具体的降压作用和获益见表 7-6。

表 7-6　DASH 饮食、CHH 饮食具体的降压作用和获益

饮食模式	降压作用和长期获益
DASH 饮食	高血压患者食用 DASH 饮食可降低收缩压 11.4mmHg，舒张压 5.5mmHg 坚持 DASH 饮食能够有效降低心血管事件和全因死亡风险
CHH 饮食	高血压患者食用 CHH 饮食可降低收缩压 10mmHg，舒张压 3.8mmHg 研究者认为，如果坚持 CHH 饮食，主要心血管疾病将减少 20%，心力衰竭减少 28%，全因死亡减少 13%

5）限制饮酒　限制酒量可显著降低高血压的发病风险。我国男性长期大量饮酒者较多。所有饮酒者均应控制饮酒量。每日酒精摄入量男性不应超过 25g；女性不应超过 15g。不提倡高血压患者饮酒，如饮酒，则应少量：白酒、葡萄酒（或米酒）与啤酒的每日饮用量应分别少于 50mL、100mL、300mL。

（2）控制体重　推荐将体重维持在健康范围内（BMI 18.5~23.9kg/m²，男性腰围 <90cm，女性 <85cm）。建议所有超重和肥胖患者减重，在膳食平衡基础上减少每日总热量摄入，控制高热量食物（高脂肪食物、含糖饮料和酒类等）的摄入，适当控制碳水化合物的摄入；提倡进行规律的中等强度的有氧运动、减少久坐时间。

（3）戒烟　可以明确降低心血管疾病和全因死亡风险，因此，帮助吸烟者戒烟对预防和控制心血管疾病非常重要。有关戒烟的主要建议和措施包括：①医师应强烈建议并督促高血压吸烟者戒烟；②必要时应用戒烟药物对抗戒断反应；③尽量避免使用电子烟替代疗法；④戒烟时辅以体育锻炼；⑤联合戒烟干预，包括心理干预、行为干预、戒烟药物等，也包括多种戒烟干预媒介的联合；⑥个性化戒烟干预。

（4）精神心理干预　精神紧张可激活交感神经从而使血压升高。精神压力的增加源于多种因素，包括工作与生活的过度负担以及心理问题，如抑郁症、焦虑症、A 型性格、社会孤立和缺乏社会支持等。为了有效管理高血压，对患者进行压力管理至关重要，为患者提供个体化的认知行为干预指导。在必要时结合心理治疗和药物治疗来缓解焦虑和其他精神压力。此外，建议患者在精神压力较大时寻求专业医疗机构的帮助，以预防精神压力引起的血压波动。

（5）药物干预　降压药的使用基本原则如下。

1）降低风险　建议选择有证据支持可降低心血管疾病发病和死亡风险的降压药。

2）长效降压药　首选每日服药1次可有效控制24小时血压的长效药物，具有减少血压波动、维持血压节律的优势，更有利于预防心脑血管并发症。

3）联合治疗　血压≥160/100mmHg，高于目标血压20/10mmHg的心血管高危/很高危患者，或单药治疗未达标的高血压患者，应进行联合降压治疗。1级高血压患者，也可考虑起始小剂量联合治疗。联合治疗包括自由联合或单片复方制剂，单片复方制剂有利于提高依从性，可优先推荐。

4）起始剂量　一般患者采用常规剂量；高龄老年人，有心、脑、肾疾病的很高危者，初始治疗时通常应采用较小的有效治疗剂量。根据需要，可考虑逐渐增加至足剂量。

5）服药时间　一般高血压患者通常应在早晨服用降压药，除非明确需要控制夜间血压升高，不应常规推荐睡前服用降压药。

6）个体化治疗　根据患者合并症的不同和药物疗效及耐受性，以及患者个人意愿或长期承受能力，选择适合患者个体的降压药。

目标检测

答案解析

一、单选题

1. 关于减重膳食构成的基本原则描述正确的是（　　）

　　A. 低能量、低脂肪、适量优质蛋白质、含复杂碳水化合物（如谷类）

　　B. 增加海产品在膳食中的比重

　　C. 既要满足人体对营养素的需要，又要使热量的摄入高于机体的能量消耗

　　D. 在膳食营养素平衡的基础上适当增加每日摄入的总热量

2. 体质指数法属于（　　）

　　A. 人体测量法　　　　B. 物理测量法　　　　C. 化学测量法　　　　D. 标准体重法

3. 以下关于糖尿病说法错误的是（　　）

　　A. 糖尿病的临床诊断应依据静脉血浆血糖而不是毛细血管血糖检测结果

　　B. 仅查空腹血糖则糖尿病的漏诊率较高，理想的调查是同时检查空腹血糖及OGTT后2小时血糖值

　　C. 1型糖尿病多在40岁之后发病，占糖尿病患者90%以上

　　D. 1型糖尿病发病年龄通常小于30岁；"三多一少"症状明显

4. 下列不属于高血压患者饮食疗法中推荐做法的是（　　）

　　A. 使用可定量的盐勺子减少烹调用盐

　　B. 增加含钾丰富的食物，如水果和蔬菜

　　C. 增加饱和脂肪酸的摄入量

　　D. 采用富含水果、蔬菜和全谷类的DASH

5. 幼儿园营养健康教育的内容不包括（　　）

　　A. 建立良好的师生、同伴关系

　　B. 与家长配合，根据幼儿的需要建立科学的生活常规

C. 培养幼儿良好的饮食、睡眠、盥洗、排泄等生活习惯和生活自理能力

D. 不必开展丰富多彩的户外游戏和体育活动

6. 以下不属于孕产妇营养健康教育目标人群的是（ ）

  A. 孕产妇   B. 准爸爸   C. 家属   D. 营养健康教育工作者

二、多选题

1. 以下应禁忌运动的情况包括（ ）

  A. 空腹血糖 >12.7mmol/L   B. 反复低血糖

  C. 增殖性视网膜病变   D. 严重心脑血管疾病

2. 以下与高血压的发生有关的因素有（ ）

  A. 职业与环境压力   B. 超重和肥胖   C. 高钠低钾膳食   D. 酒精摄入

3. 学龄前儿童营养健康教育方式包括（ ）

  A. 将幼儿营养健康教育融入课程   B. 营养健康教育与体育锻炼一体化

  C. 营造营养健康教育人文环境   D. 从日常生活中渗透营养健康教育理念

4. 属于老年健康教育内容的有（ ）

  A. 运动指导   B. 疾病防治教育   C. 营养指导   D. 心理教育

书网融合……

本章小结   习题

附　录

附录1　《中国学龄儿童膳食指南（2022）》

（一）平衡膳食准则

1. 主动参与食物选择和制作，提高营养素养

学习食物营养相关知识。认识食物，了解食物与环境及健康的关系，了解并传承中国饮食文化；充分认识合理营养的重要性，建立为自己的健康和行为负责的信念。

主动参与食物选择和制作。会阅读食品标签，和家人一起选购和制作食物，不浪费食物，并会进行食物搭配。

家庭和学校构建健康食物环境。除提供平衡膳食外，还应通过营养教育、行为示范、制订食物规则等，鼓励和支持学龄儿童提高营养素养并养成健康饮食行为。

2. 吃好早餐，合理选择零食，培养健康饮食行为

清淡饮食、不挑食偏食、不暴饮暴食，养成健康饮食行为。

做到一日三餐，定时定量、饮食规律。

早餐食物应包括谷薯类、蔬菜水果、动物性食物及奶类、大豆和坚果等四类食物中的三类及以上。

可在两餐之间吃少量的零食，选择清洁卫生、营养丰富的食物作为零食。

在外就餐时要注重合理搭配，少吃含高盐、高糖和高脂肪的食物。

3. 天天喝奶，足量饮水，不喝含糖饮料，禁止饮酒

天天喝奶，每天300mL及以上液态奶或相当量的奶制品。

主动足量饮水，每天800～1400mL，首选白水。

不喝或少喝含糖饮料，更不能用含糖饮料代替水。

禁止饮酒和喝含酒精饮料。

4. 多户外活动，少视屏时间，每天60分钟以上中高强度身体活动

每天应累计至少60分钟中高强度的身体活动。

每周至少3次高强度的身体活动，3次抗阻力活动和骨质增强型活动。

增加户外活动时间。

减少静坐时间，视屏时间每天不超过2小时，越少越好。

保证充足睡眠。

5. 定期监测体格发育，保持体重适宜增长

定期测量身高和体重，监测生长发育。

正确认识体型，科学判断体重状况。

合理膳食、积极身体活动，预防营养不足和超重肥胖。

个人、家庭、学校、社会共同参与儿童肥胖防控。

（二）《中国学龄儿童膳食宝塔（2022）》

6~10岁学龄儿童平衡膳食宝塔

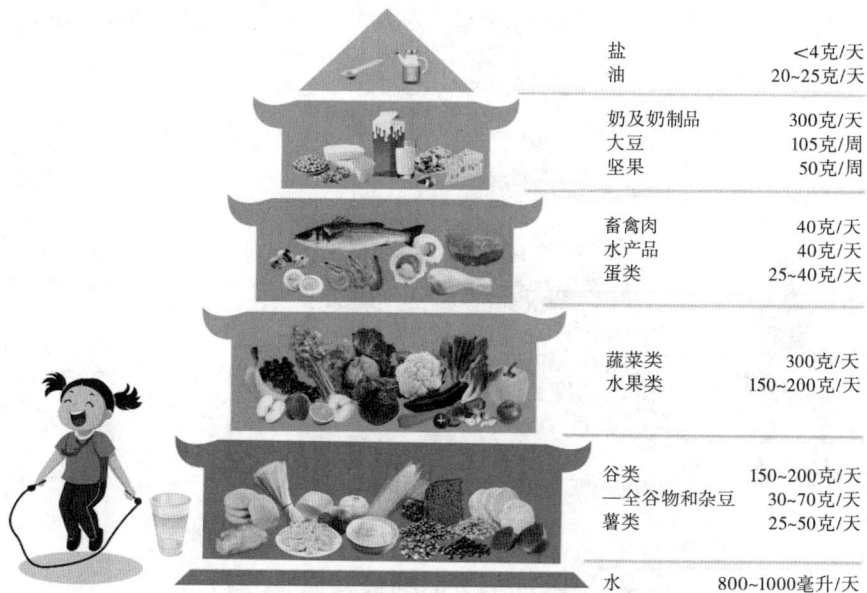

盐	<4克/天
油	20~25克/天
奶及奶制品	300克/天
大豆	105克/周
坚果	50克/周
畜禽肉	40克/天
水产品	40克/天
蛋类	25~40克/天
蔬菜类	300克/天
水果类	150~200克/天
谷类	150~200克/天
一全谷物和杂豆	30~70克/天
薯类	25~50克/天
水	800~1000毫升/天

11~13岁学龄儿童平衡膳食宝塔

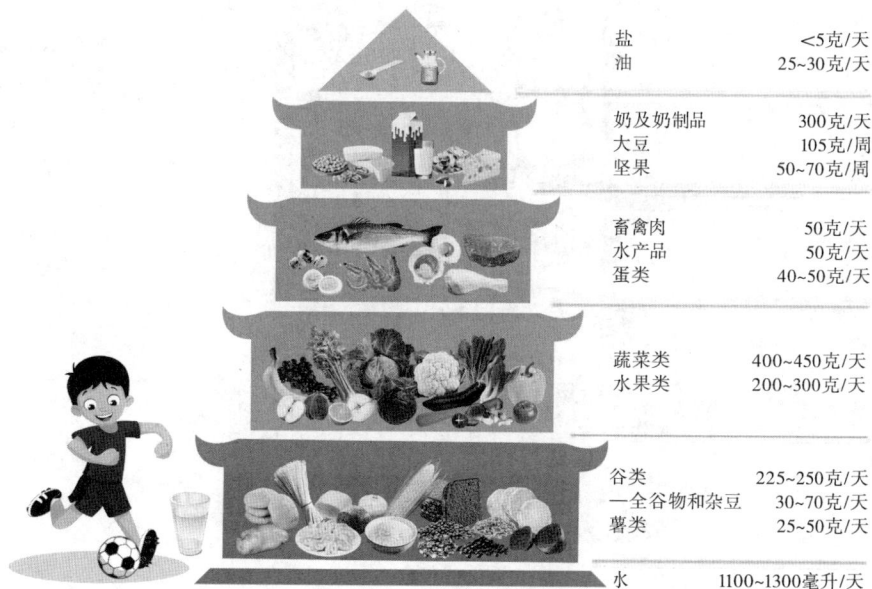

盐	<5克/天
油	25~30克/天
奶及奶制品	300克/天
大豆	105克/周
坚果	50~70克/周
畜禽肉	50克/天
水产品	50克/天
蛋类	40~50克/天
蔬菜类	400~450克/天
水果类	200~300克/天
谷类	225~250克/天
一全谷物和杂豆	30~70克/天
薯类	25~50克/天
水	1100~1300毫升/天

14~17岁学龄儿童平衡膳食宝塔

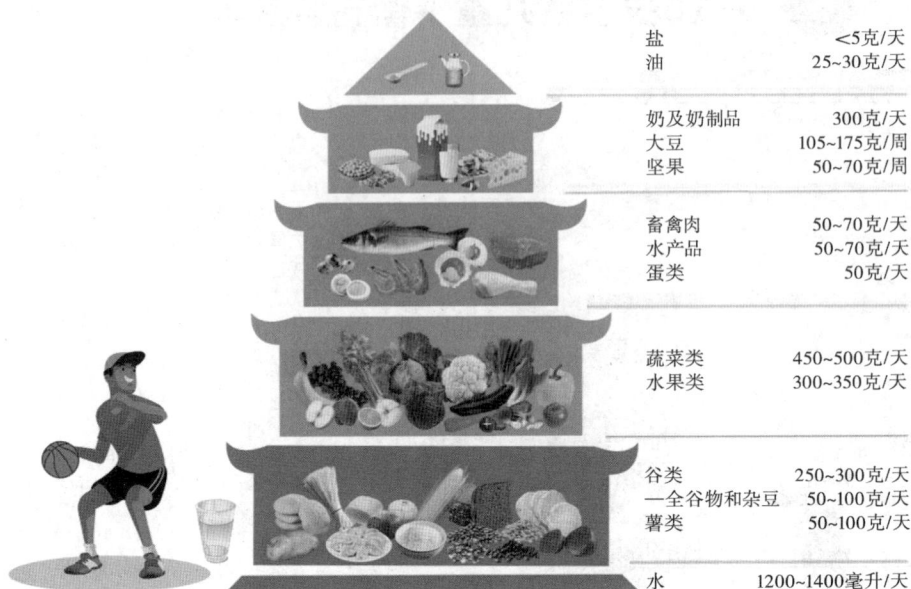

盐	<5克/天	
油	25~30克/天	
奶及奶制品	300克/天	
大豆	105~175克/周	
坚果	50~70克/周	
畜禽肉	50~70克/天	
水产品	50~70克/天	
蛋类	50克/天	
蔬菜类	450~500克/天	
水果类	300~350克/天	
谷类	250~300克/天	
—全谷物和杂豆	50~100克/天	
薯类	50~100克/天	
水	1200~1400毫升/天	

中国儿童平衡膳食算盘(2022)
Chinese Children Food Guide Abacus (2022)

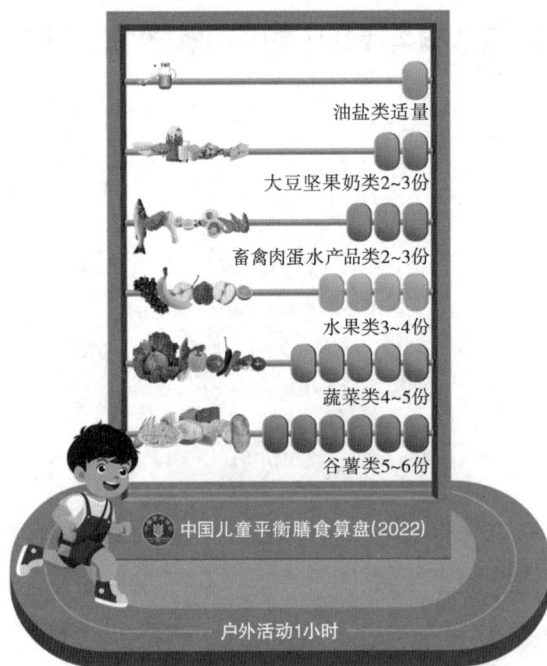

油盐类适量

大豆坚果奶类2~3份

畜禽肉蛋水产品类2~3份

水果类3~4份

蔬菜类4~5份

谷薯类5~6份

中国儿童平衡膳食算盘(2022)

户外活动1小时

附录2　一般人群营养素养核心信息（20条）

1. 理解在生命每一个阶段都应遵循健康的饮食。
2. 理解合理膳食是维系健康、远离疾病的重要基础。

3. 熟悉食物分类、来源及其主要营养特点。

4. 关注营养健康信息，甄别和应用正确的信息。

5. 选择健康饮食，享受食物。

6. 自己制作食物，减少在外就餐，与家人共餐。

7. 会选择安全卫生的食品商店和餐厅。

8. 会判别食物品质，选择新鲜卫生的食物。

9. 读懂食品标签和营养标识。

10. 正确选用保健食品和强化食品。

11. 会估算食物分量。

12. 会合理搭配食物。

13. 会用适宜的方式储存、准备、处理和烹饪食物。

14. 规律进餐，吃好早餐。

15. 食物多样，谷物为主，多吃蔬果，足量饮水。

16. 适量吃鱼、禽、蛋、瘦肉，足量奶豆。

17. 少盐少油，控糖限酒。

18. 按需备餐，文明用餐，杜绝浪费。

19. 尊重不同饮食文化，注重餐桌礼仪。

20. 吃动平衡，定期测量并评价体重。

附录3　学龄前儿童营养素养核心信息（14条）

1. 认识常见的食物。

2. 将食物简单分类。

3. 了解食物的来源。

4. 了解食物的营养特点。

5. 简单辨别新鲜卫生的食物。

6. 清淡饮食，少吃高盐、高糖、高脂肪食物。

7. 每日饮奶，足量饮水，不喝或少喝含糖饮料。

8. 合理选择零食，优选水果、奶类和坚果。

9. 珍惜食物，不浪费食物。

10. 不挑食偏食。

11. 专注进食，细嚼慢咽不拖延。

12. 自主进餐，学会并逐渐熟练使用餐具。

13. 餐前洗手，避免不洁进食。

14. 积极参加各种形式的身体活动，减少久坐行为。

附录4　学龄儿童营养素养核心信息（20条）

1. 建立为自己的健康和行为负责的信念。

2. 认识合理营养对儿童发育乃至一生健康的重要性。

3. 关注并讨论食物营养信息，正确对待食品广告。

4. 了解食物的来源及食物体系。

5. 了解食物分类及其主要营养特点。

6. 了解食物与环境的相互影响。

7. 了解不同饮食文化。

8. 自主选择健康食物，积极主动参与家庭食物选择。

9. 学习简单的食物种植和家庭加工方法。

10. 规划食物数量，避免食物浪费。

11. 会初步判定食物品质。

12. 阅读并理解食品标签和营养标识。

13. 熟悉厨房，学习烹饪，和家人一起制作食物，做力所能及的家务。

14. 科学清洁双手，注重食品操作各环节的卫生问题。

15. 规律进餐，吃好早餐。

16. 和家人一起就餐，减少在外就餐和外卖食品。

17. 会简单估计食物分量，进行食物搭配。

18. 食物多样，多吃蔬果，足量奶豆，少油少盐少糖，合理选择零食。

19. 吃动平衡，定期测量并评价体重。

20. 注重餐桌礼仪，专注进食，细嚼慢咽。

附录5　妊娠期妇女营养素养核心信息（24条）

1. 妊娠期合理营养对母子双方的近期和远期健康都具有重要的影响。

2. 妊娠期适宜增重有助于获得良好的妊娠结局。

3. 妊娠期吸烟、饮酒容易引起流产、早产和胎儿畸形。

4. 奶类含钙丰富，且易于吸收，是钙理想的食物来源。

5. 动物肝脏、蛋类、豆类、绿叶蔬菜、水果及坚果是叶酸良好的食物来源。

6. 膳食铁摄入不足容易导致妊娠期妇女及婴儿发生铁缺乏或缺铁性贫血。

7. 妊娠期碘缺乏会损害胎儿脑和智力发育。

8. 妊娠期适量增加富含膳食纤维的食物的摄入，有助于缓解妊娠期妇女便秘。

9. 妊娠早期碳水化合物摄入不足，可损害胎儿神经系统发育。

10. 妊娠期每天应进行至少30分钟适合自身条件的身体活动，避免剧烈运动和重体力劳动。

11. 妊娠期应做到食物多样、营养均衡。

12. 从妊娠前3个月起，每天服用400μg的叶酸补充剂可预防胎儿神经管发育畸形。

13. 孕吐严重者，可以不必过分强调平衡膳食，但要保证摄入足量的谷类及薯类食物。

14. 妊娠期妇女应保证每天水分摄入，不喝或少喝含糖、含咖啡因的饮料。

15. 妊娠期间，妊娠期妇女每周宜食用2~3次深海鱼类，以提供对胎儿大脑和视网膜发育具有重要作用的n-3系列长链多不饱和脂肪酸。

16. 妊娠中、晚期适量增加含铁丰富的动物性食物的摄入，每周吃1~2次动物血或肝脏。

17. 选用碘盐，常吃含碘丰富的海产食物如海带、紫菜。

18. 妊娠中期开始，每天增饮 200mL 的牛奶，使饮奶总量达到每日 400～500mL。

19. 妊娠期妇女应积极准备母乳喂养，学习母乳喂养的方法和技巧。

20. 从孕前开始对体重进行监测和管理。妊娠早期每月测量 1 次体重；妊娠中、晚期每周测量体重。

21. 关注血糖变化，关注糖尿病的危险因素，妊娠糖尿病患者应加强疾病自我管理。

22. 关注血压变化，关注高血压的危险因素，妊娠期高血压患者应加强疾病自我管理。

23. 注意食品标签，合理选择包装食品。

24. 关注妊娠期营养信息，能够获取、理解、甄别、应用孕期营养信息。

附录 6　哺乳期妇女营养素养核心信息（24 条）

1. 哺乳期食物多样不过量，保证营养均衡充足对母婴健康至关重要。

2. 哺乳期妇女应坚持平衡膳食、适度运动，逐步恢复至适宜体重。

3. 奶类含钙丰富，且易于吸收，是哺乳期钙的理想食物来源。

4. 母乳是婴儿最理想的天然食物，新生儿的第一口食物应该是母乳。

5. 提倡纯母乳喂养 6 个月，婴儿配方奶是不能纯母乳喂养时的无奈选择。

6. 新生儿出生后 1 周内可出现生理性体重下降，一般不超过出生体重的 7%，7～10 天恢复至出生体重。

7. 辅食添加首先从强化铁的婴儿米粉、肉泥等富含铁的泥糊状食物开始，遵循由少到多，由稀到稠，由细到粗，循序渐进的原则。

8. 母乳喂养利于母亲体重恢复，并可以降低母亲患乳腺癌、卵巢癌以及 2 型糖尿病的风险；降低婴儿感染性疾病和过敏的发生风险。

9. 哺乳期妇女应忌烟酒，避免浓茶和咖啡。

10. 哺乳期妇女应适量增加富含优质蛋白质的食物如鱼、禽、蛋、瘦肉的摄入，必要时可部分用大豆及其制品替代。

11. 哺乳期妇女每天应摄入充足的蔬菜水果，保证每天蔬菜摄入量为 500g，其中有色蔬菜（绿叶和红黄色蔬菜）占 2/3 以上。

12. 哺乳期妇女应适量增加富含维生素 A 的动物性食物的摄入，每周吃 1～2 次动物肝脏。

13. 选用碘盐，常吃含碘丰富的海产食物如海带、紫菜等。

14. 哺乳期妇女每天应比孕前增饮 200mL 牛奶，饮奶总量达到每日 400～500mL。

15. 哺乳期妇女应保证每天充足水分摄入，不喝或少喝含糖饮料。

16. 新生儿出生后应当尽早开始喂奶，早接触、早吸吮、早开奶。

17. 6 月龄时开始添加辅食，并继续母乳喂养至 2 岁或 2 岁以上。

18. 婴儿出生后 2 周左右，开始每日补充维生素 D，纯母乳喂养的婴儿不需要补钙。

19. 婴儿在 6 个月内应该按需喂养。

20. 坚持让婴儿直接吸吮母乳，尽可能不使用奶瓶间接喂哺人工挤出的母乳。

21. 定期监测婴幼儿体格指标，追求健康生长。

22. 婴幼儿辅食应单独制作，选用安全、优质、新鲜的食材，制作过程清洁卫生，保持食物原味，1 岁前不额外添加糖、盐及各种调味品，1 岁以后逐渐尝试淡口味的家庭食物。

23. 注意食品标签，合理选择包装食品。

24. 关注哺乳期营养信息，能够获取、理解、甄别、应用哺乳期营养信息。

附录7　老年人营养素养核心信息（20条）

1. 积极认识老龄化和衰老。

2. 合理膳食，均衡营养。

3. 适度运动，循序渐进。

4. 及早戒烟，限量饮酒。

5. 保持良好睡眠。

6. 定期自我监测血压。

7. 定期监测血糖。

8. 预防心脑血管疾病。

9. 关注脑卒中早期症状，及早就医。

10. 重视视听功能下降。

11. 重视口腔保健。

12. 预防跌倒。

13. 预防骨关节疾病和预防骨质疏松症。

14. 预防压力性尿失禁。

15. 保持良好心态，学会自我疏导。

16. 预防阿尔茨海默病的发生发展。

17. 合理用药。

18. 定期体检。

19. 外出随身携带健康应急卡。

20. 促进老人积极参与社会行为。

附录8　全生命周期肥胖预防措施

1. 婴幼儿童

（1）坚持母乳喂养，尽早开奶，按需哺乳，直接喂养，纯母乳喂养满6个月，在添加辅食同时母乳喂养持续到2岁。

（2）适时适量添加辅食，提倡顺应性喂养。

（3）保证足够时间和强度的身体活动，增强肌肉和骨骼健康的锻炼。

（4）保持每天规律、充足睡眠，达到至少11小时高质量睡眠。

2. 学龄儿童青少年

（1）按时、规律进餐，避免不吃早餐和白天不断加餐，三餐达到蛋白质、碳水化合物和脂肪摄入均衡，进食速度不宜过快。

（2）避免含糖饮料，避免高能量、高脂肪或高钠加工食品，控制能量高的油炸食物及零食，禁止饮酒。

（3）多吃蔬菜和水果，增加膳食纤维摄入。

（4）保证足够时间和强度的身体活动，减少静坐和电子产品屏幕暴露时间。

（5）培养健康的睡眠方式，保持充足、规律睡眠时间。

（6）定期监测体质健康指标，卫生服务人员积极筛查儿童肥胖及相关危险因素，及早进行肥胖干预。

（7）积极开展针对儿童青少年、其父母和学校相关人员的合理膳食和身体活动教育，鼓励学校提供健康饮食知识教育。

（8）强化中小学每年的学生体检工作，包括质量控制和及时通知学生和家长体检结果（包括身高、体重、BMI 和是否超重或者肥胖）。

（9）家长要树立健康生活方式典范，营造良好家庭运动氛围，帮助儿童养成健康生活方式和习惯。

（10）对含糖饮料采取有效增加税收政策，添加食品包装的营养标签。

（11）禁止广告和媒体向儿童宣传不健康食品和饮料。

（12）关注贫困地区儿童和青少年的营养状况，尤其是留守儿童。

3. 成年人

（1）合理膳食，吃动平衡。

（2）少油少盐控糖，戒烟戒酒。

（3）减少食用快餐食品，减少在外就餐及外卖点餐。

（4）每周保证足够身体活动时间，避免熬夜和久坐。

（5）积极开展健康教育，建设公共运动设施和场地、健身步道。在工作场所提倡利用碎片化时间进行锻炼，减少久坐。

（6）定期体重自测和健康检查，做好体重管理。

4. 老年人

（1）控制总能量摄入，少量多次用餐。

（2）多吃蔬菜、水果、杂粮等食物。

（3）控制脂肪摄入，多吃鱼肉等高蛋白低脂肪的食物，避免摄入过多动物脂肪。

（4）多饮水，戒烟戒酒，适量补充营养素。

（5）选择适宜的运动方式，坚持规律、适量运动。

5. 妊娠前、妊娠期妇女

（1）定期监测孕期体重变化，根据妊娠前 BMI 维持妊娠期适宜体重。

（2）妊娠期平衡膳食，控制总能量摄入，进行适宜的身体活动。

（3）规范妊娠期糖尿病和妊娠期高血压的诊断和管理，早发现早治疗。

（4）避免接触烟草、酒精、麻醉品和有毒物质。

（5）倡导自然分娩，控制选择性剖宫产率。

6. 哺乳期妇女

（1）倡导坚持母乳喂养。

（2）少食多餐，多吃低能量的食物，保障充足蛋白质和维生素的摄入。

（3）保证规律作息时间和充足的睡眠。

参考文献

［1］马冠生．营养教育与营养咨询［M］．北京：人民卫生出版社，2022.

［2］李浴峰，马海燕．健康教育与健康促进［M］．北京：人民卫生出版社，2023.

［3］尹永田，李少杰，王诗源．健康素养与健康行为［M］．济南：山东大学出版社，2021.

［4］周欢．健康行为与健康教育学［M］．成都：四川大学出版社，2020.

［5］龙敏南．健康教育学［M］．北京：中国医药科技出版社，2020.

［6］田向阳，程玉兰．健康教育与健康促进基本理论与实践［M］．北京：人民卫生出版社，2017.

［7］傅华．健康教育学［M］．3版．北京：人民卫生出版社，2017.

［8］杨月欣，葛可佑．中国营养科学全书（下）［M］．北京：人民卫生出版社，2019.

［9］曾果．公共营养学［M］．北京：科学出版社，2018.

［10］蔡美琴．公共营养学［M］．北京：中国中医药出版社，2019.

［11］沈荣，徐希柱．公共营养师［M］．北京：海洋出版社，2017.

［12］中国就业培训技术指导中心．公共营养师（国家职业资格一级）［M］．北京：中国劳动社会保障出版社，2015.

［13］中国营养学会．中国居民膳食指南2022［M］．北京：人民卫生出版社，2022.

［14］中国营养学会．中国居民膳食营养素参考摄入量（2023版）［M］．北京：人民卫生出版社，2023.

［15］宋莲军，邵颖．食品营养学［M］．北京：中国农业大学出版社，2022.

［16］孙长颢．营养学与食品卫生学［M］．北京：人民卫生出版社，2018.